主编 张娜 谭丽萍

颅脑外伤护理知多少？

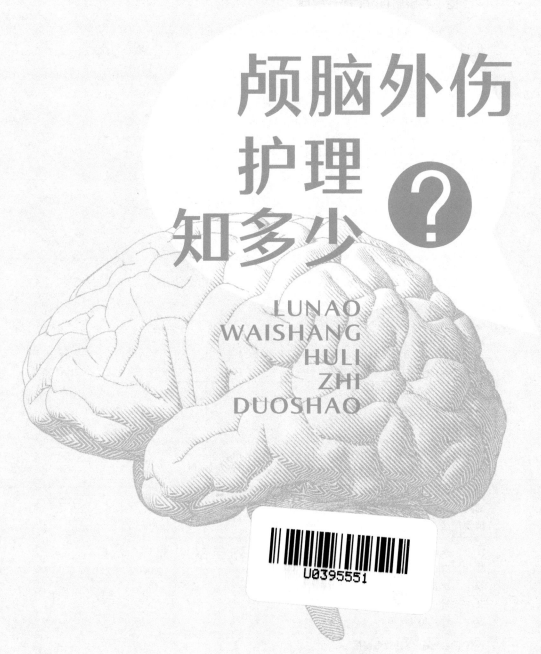

LUNAO
WAISHANG
HULI
ZHI
DUOSHAO

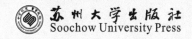

U0395551

苏州大学出版社
Soochow University Press

图书在版编目（CIP）数据

颅脑外伤护理知多少/张娜，谭丽萍主编. -- 苏州：
苏州大学出版社，2024.7
ISBN 978-7-5672-4839-7

Ⅰ. ①颅… Ⅱ. ①张… ②谭… Ⅲ. ①颅脑损伤-护理 Ⅳ. ①R473.6

中国国家版本馆 CIP 数据核字（2024）第 111655 号

Lunao Waishang Huli Zhi Duoshao
书　　名：颅脑外伤护理知多少
主　　编：张　娜　谭丽萍
责任编辑：赵晓嬿
装帧设计：吴　钰
出版发行：苏州大学出版社（Soochow University Press）
社　　址：苏州市十梓街 1 号　邮编：215006
印　　刷：苏州市古得堡数码印刷有限公司
邮购热线：0512-67480030
销售热线：0512-67481020
开　　本：710 mm×1 000 mm　1/16　印张：8.75　字数：121 千
版　　次：2024 年 7 月第 1 版
印　　次：2024 年 7 月第 1 次印刷
书　　号：ISBN 978-7-5672-4839-7
定　　价：40.00 元

若有印装错误，本社负责调换
苏州大学出版社营销部　电话：0512-67481020
苏州大学出版社网址　http://www.sudapress.com
苏州大学出版社邮箱　sdcbs@ suda.edu.cn

本书编写组

主　编　张　娜　　谭丽萍

副主编　邹婷婷　　陈素萍　　李育苏

编　者（按姓氏笔画排序）

王　婷　　王月琴　　王文婕　　朱姝玟

刘　伟　　刘　莹　　刘晓寒　　牟青春

宋怡夏　　陆程宇佳　赵航宇　　袁瑞月

唐　燕　　黄　慧　　蒋梦茜

绘　图　袁悦靓

前　言

　　颅脑外伤多由交通事故、高处坠落、意外摔倒等导致，其发病率高达369/10万，已被列为世界范围内致死和致残的主要原因之一。严重颅脑外伤常常导致脑功能暂时或永久性损伤，可引发认知障碍、神经功能缺损以及肢体运动功能不协调等并发症，延长患者康复时间，且需要大量、长期的家庭支持和护理。日常生活中，大众在遇到脑疾病的时候总是"谈脑色变"。人们普遍缺乏护理该类患者的知识和能力，日常照料全凭经验，这往往导致患者再次发生急症或并发症，从而延长住院时间或重返医院救治。对颅脑外伤患者护理不足，不但会影响患者的康复进程和生活质量，也会进一步加重家庭成员的心理、经济压力和社会负担。

　　苏州大学附属第二医院神经外科护理团队在长期的护理实践过程中积累了丰富的护理经验，通过与患者及其家属大量、充分的沟通交流，从需求出发，精心编写了这本适合大众阅读的科普读物——《颅脑外伤护理知多少》。该书契合大众认知，语言通俗易懂，饱含人文温度，可帮助公众尽快掌握颅脑外伤的居家护理知识和技能，减少并发症的发生，提升患者的生活质量，从而减轻家庭经济压力和社会负担。

本书编写组

2024 年 5 月

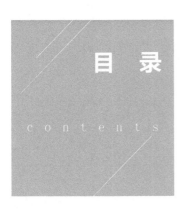

目 录

contents

第一章
脑与颅脑外伤

颅脑外伤，即脑部因外部暴力导致的损伤，近年来发病率逐年上升。据统计，每年全球约有数百万人遭受颅脑外伤，特别是由交通事故、跌落、运动伤害等常见原因导致的颅脑外伤的发病率高达 20%~30%。

按照损伤程度，颅脑外伤可分为轻度、中度和重度。轻度颅脑外伤通常预后良好，但中度和重度颅脑外伤可能导致严重的长期后果，如认知障碍、情感障碍、肢体功能障碍等。据研究，重度颅脑外伤患者中，约有30%~50%会出现长期残疾，而死亡率也高达 10%~20%。

为降低颅脑外伤的发病率和危害，预防措施至关重要，如遵守交通规则、增强安全意识等。对于已经发生的颅脑外伤，及时有效的治疗也是关键，包括手术干预、药物治疗和康复训练等。通过综合治疗，可以最大限度地减轻颅脑外伤对患者的影响，提高其生活质量。

一　脑的认识

大脑有哪些功能？

大脑是人体的"司令部"，掌管着人体的全身知觉、运动、思维和记忆，能够指挥人的行动，使人产生思想和情感，并进行认知和决策，是认知、情感、行为的基础。

人脑是由哪些部分组成的，它们都有什么作用呢？

人脑由大脑、小脑和脑干构成，下面让我们来一一了解它们吧！

大脑是脑中最大的部分，占脑总质量的80%，可分为左、右两个大脑半球，它们之间通过许多神经纤维束相互连接，交换信息，其中的一束叫"胼胝体"，脑之所以能够协同左右半身的活动，正是因为胼胝体起到桥梁的作用。

两个大脑半球在外形上基本是对称的，它们的功能却是相互交错的。右半球控制着躯体的左侧；相反，左半球控制着躯体的右侧。例如，当我们抬起右侧胳膊的时候，其实是左半球在发挥着作用，是不是很有趣？这是因为连接大脑与身体的神经在脑干的延髓部位交叉，这种现象称为"交叉支配"。

一般左脑被称为"语言脑"，语言沟通、逻辑思考、计算以及时间管理等能力主要由左脑承担。右脑被称为"感觉脑"，视觉认知、空间和方向识别、产生情感、创造力、艺术力是右脑的专长。人类在对脑的利用方面，还是有左脑和右脑之分的。比如说，看着同一片海，有人会发出"湛蓝美丽"的感叹，而有人会思考"海水的成分是什么?"的问题,即便是对脑进行了同样的视觉输入,进入脑以后的反应也会因人而异。

脑干由中脑、桥脑和延髓组成,与脊髓相连,是最古老的脑。如果说大脑是处理信息、进行判断的"意识性活动中枢",那么脑干就是人类"维持生命的中枢",担负着血液循环(心跳、维持血压)、呼吸、吞咽等众多人类生存必需的功能。

○ 中脑是视觉及听觉信息的中转站,与眼球的运动及身体的平衡相关。

○ 桥脑是面部神经的中转站,控制着呼吸的节律及深度。

○ 延髓里有接收下丘脑指令的自律神经中枢,调控着血液循环、呼吸、吞咽及呕吐、咳嗽、打喷嚏等。

小脑主要有"运动微调整"和维持平衡两大功能,还具备"躯体记忆"的择优选择。

让我们仔细观察一下小脑调节运动的机制。首先,由骨骼、关节、肌肉送来的信息,通过感觉神经抵达小脑。小脑把这些信息传送到大脑皮质,运动区对这些信息进行处理后下达适当的运动指令。小脑接收这些指令,在对运动进行微调节的基础上再次下发指令。也就是说,小脑负责对从感觉神经发送来的消息及从大脑皮质传送来的运动指令的误差进行快速判断及调节。从准确性这项功能上来看,有时小脑也被称作"时钟"。

小脑的另一项功能是调节躯体平衡。喝酒时走路会摇摇晃晃是因为酒精麻痹了小脑使其功能下降,任何起因的小脑受损都可能导致出现抓不牢物体、走不了直线、容易摔倒等症状。

除此之外,小脑还有记忆躯体运动方式的功能。自行车的骑法,游泳的游法,滑雪、滑冰的滑法……在不断地反复练习中，运动方式被载入小脑。这就是所谓的"躯体记忆"，实际上是小脑记忆了"躯体的运动方式"。小脑的记忆方式稍显奇怪，练习中不顺畅的回路会被小脑清除。只有最好的解决途径才会被最终记住，因此我们才能在若干年没有骑过自行车后还会记得如何骑车。

下面我们通过一幅图来展示脑的组成及其功能吧！

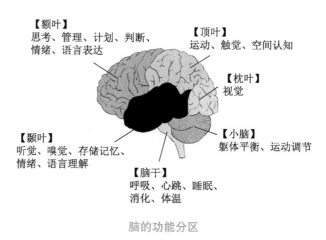

【额叶】
思考、管理、计划、判断、情绪、语言表达

【顶叶】
运动、触觉、空间认知

【枕叶】
视觉

【颞叶】
听觉、嗅觉、存储记忆、情绪、语言理解

【小脑】
躯体平衡、运动调节

【脑干】
呼吸、心跳、睡眠、消化、体温

脑的功能分区

 脊髓与大脑有什么关系呢？

脊髓是神经系统的重要组成部分，它位于脊柱的椎管内，起到连接大脑与身体各部位的重要作用。脊髓的功能可以概括为以下几个方面：

● 传导功能：脊髓是大脑与身体各部位之间的信息联系通路。来自身体各部位的感觉信息，如温度、触感、疼痛等，通过神经纤维传递到脊髓，然后再上传到大脑进行解析。同样，大脑发出的运动指令也通过脊髓传递到身体的肌肉和各器官，以控制身体的运动。

● 反射功能：脊髓具有自主反射功能，能够在不需要大脑参与的情况下快速地对某些刺激做出反应。这种反应包括膝跳反射、跟腱反射等，有助于身体在紧急情况下做出快速调整。

⬤ 协调功能：尽管复杂的运动主要由大脑进行调控，但脊髓中的神经回路也起到协调肌肉收缩和放松的作用，以确保运动的准确性和流畅性。

⬤ 自主神经调节：脊髓还负责传递来自自主神经系统的信号，这些信号控制身体的自动功能，如心率、呼吸、消化和代谢等。

在日常生活中，适当的体育锻炼可以增强脊髓两侧肌肉的力量，提高脊髓韧带组织的柔韧性，促进局部软组织的血液循环，并加速代谢物的排泄。同时，锻炼还能延缓脊柱组织结构的老化，有助于维持脊髓的健康。

🕗 大脑有那么多的工作要做，那它消耗的能量是不是特别多呢?

脑的质量虽只占体重的约2%，消耗的能量却占人体总消耗量的约20%。男性成人大脑平均每天需消耗约500大卡（1大卡＝1000卡＝4.184千焦）的能量。我们主要通过摄取富含糖分、脂肪和蛋白质这三大营养素的食物补充机体本身所需的能量，但能给大脑提供能量补给的只有葡萄糖。所以，我们平常吃饭，特别是早餐一定要摄入一些碳水食物，如米饭、包子、馒头等，以驱动大脑并保证大脑运转一天的能量源。

大脑额叶损伤后会有什么症状？

大脑额叶损伤的表现主要包括运动功能障碍、语言功能障碍、精神症状、共济失调以及视觉障碍等。

🔘 运动功能障碍：大脑额叶损伤可能导致患者出现受损对侧的中枢性的面、舌瘫，以及不同程度的肢体瘫痪。患者可能会无法控制身体抖动，紧握物品不放，以及不能正常运动。病情严重的患者在日常生活中还可能出现癫痫发作。

🔘 语言功能障碍：如果是优势半球的额叶受损，患者可能出现失语的症状，表现为无法讲话，或者吐字不清、言语不流畅。

🔘 精神症状：大脑额叶损伤可能导致患者性格改变，行为不受控制，变得欣快或者淡漠，容易激惹，出现幻觉、妄想等症状。同时，患者的记忆力可能下降，情绪容易激动，反应迟钝等，这些精神障碍可能导致患者长期处于消极的精神状态。

🔘 共济失调：表现为动作不协调、走路不稳、容易摔倒。

🔘 感觉障碍：大脑额叶受损时，患者的感官可能出现问题，不能正常进行视、听、嗅等行为。具体可能表现为眼睛充血、视力下降、无法辨别气味、鼻子肿痛等。

大脑颞叶损伤后会有什么症状？

🔘 语言和听力问题：大脑颞叶负责处理和理解语言，以及处理听觉信息。因此，颞叶损伤可能会导致患者出现听力下降或丧失，或者理解和使用语言的能力受损。例如，他们可能无法理解他人的话语，或者自己说话时变得混乱不清。

　　● 记忆障碍：颞叶也负责形成和储存记忆。因此，当颞叶受到损伤时，患者可能会出现记忆障碍，包括短期记忆和长期记忆的丧失。他们可能无法记住新发生的事情，或者无法回忆起过去的事件。

　　● 情绪和行为变化：大脑颞叶也涉及情绪的处理和行为的控制。因此，颞叶损伤可能会导致患者出现情绪不稳定，如易怒、焦虑、抑郁等。同时，患者还可能表现出行为异常，如社交障碍、攻击性增加等。

　　● 空间识别障碍：颞叶也涉及空间识别和导航的能力。因此，颞叶损伤可能会导致患者出现空间识别障碍，例如无法识别熟悉的地方，或者迷路等。

大脑枕叶损伤后会有什么症状?

　　● 头痛：枕叶损伤会导致颅内压逐渐升高，进而引发头痛。这种头痛可能会随着头位的变化而改变。

　　● 视力障碍：枕叶损伤可能导致视力下降，出现视力模糊、视野缺损等症状。枕叶病变还可能引发颅内压增高，进一步导致视乳头水肿，晚期可能出现继发性视神经萎缩。

　　● 视野缺损：枕叶损伤可能导致视野缺损，即患者无法看到全部的视觉范围。这通常发生在大脑的双侧枕叶损伤时，而大脑的一侧枕叶发生急性损伤可能导致暂时性失明。

　　● 恶心和头晕：枕叶损伤可能会对胃肠道造成刺激和影响，导致患者出现恶心和头晕的症状。

此外，枕叶损伤还可能出现其他症状，如情绪波动、失去记忆、视物变形等。

小脑损伤后会有什么症状？

小脑损伤的表现包括多种症状，这主要是因为小脑在人体中发挥着维持身体平衡、协调运动、处理信息等重要功能。当小脑受到损伤时，这些功能可能会受到影响，导致一系列的症状。

共济失调：这是小脑损伤的典型表现之一。小脑通过协调肌肉运动来维持身体的平衡和协调。当小脑受损时，这种协调能力会受到影响，导致患者出现步伐不稳、醉酒样步态或剪刀步态等情况。

运动协调障碍：小脑也负责协调身体的精细运动，如手指的精细动作。小脑损伤可能导致这些运动变得笨拙或不协调。

肌张力减低：小脑对身体的肌张力有一定的调节作用。小脑受损可能会导致肌张力减低，表现为肌肉松弛无力。

眼球震颤：小脑与眼球运动的协调有关。小脑损伤可能导致眼球出现不自主的震颤或运动障碍。

言语障碍：小脑也参与言语的发音和语调控制。小脑损伤可能导致患者出现构音障碍、发音不清或语调异常等症状。

眩晕：小脑与平衡感有关，因此小脑损伤可能导致患者出现眩晕症状，如头晕、视物旋转等。

脑神经功能障碍：小脑损伤还可能累及周围神经，引起脑神经功能障碍，表现为头晕、记忆力下降、反应迟钝、手足震颤等症状。

认知障碍：小脑参与信息的接收和加工处理。小脑损伤可能导致认知障碍，如忘事、丢三落四、理解能力差等。

脑干损伤后会有什么症状?

脑干损伤是一种严重的脑部损伤，由于脑干控制着许多关键的生命功能，因此其受损后可能出现多种严重的症状。

⬤ 意识障碍：脑干损伤可能导致患者意识模糊、昏迷或无法保持清醒。损伤越严重，意识障碍可能越明显。

⬤ 呼吸功能障碍：脑干控制着呼吸功能，因此受损后可能使人出现呼吸节律紊乱、呼吸浅快、呼吸困难或呼吸停止等症状，需要立即进行呼吸支持治疗。

⬤ 心血管功能障碍：脑干损伤也可能导致心血管功能异常，如心律失常、血压不稳定等。

⬤ 瞳孔异常：脑干中的神经控制着瞳孔的大小和对光反应。受损后可能出现瞳孔散大、固定或对光反应消失等症状。

⬤ 眼球运动障碍：脑干损伤可能导致眼球运动受限或双眼运动不协调，表现为复视或眼球震颤等症状。

⬤ 肢体运动障碍：脑干控制着肢体的运动功能，受损后可能导致人体出现肢体无力、瘫痪或肌张力异常等症状。

⬤ 感觉异常：脑干损伤可能导致面部、身体或四肢的感觉异常，如麻木、刺痛或感觉缺失等。

⬤ 去皮质强直：这是脑干损伤的一种特殊表现，主要表现为四肢过度伸直、肌肉僵硬、头部后仰等症状。

⬤ 除了上述症状外，脑干损伤还可能导致其他症状，如内分泌失调、消化功能障碍等。

脊髓损伤后会有什么症状？

● 运动功能障碍：脊髓损伤可能导致肢体肌肉力量的减弱或消失，表现为瘫痪。根据损伤部位的不同，瘫痪可能局限于某个部位或影响整个肢体。颈部的损伤可能导致四肢瘫痪，而腰部以上的损伤可能导致下肢瘫痪。

● 感觉功能障碍：脊髓损伤可能导致感觉障碍，包括深感觉、浅感觉以及本体感觉功能的减退或消失。患者可能感到麻木、刺痛、触觉丧失等异常感觉。同时，瘫痪肢体通常伴有相应的感觉障碍，甚至感觉丧失。

● 自主神经功能紊乱：脊髓损伤可能影响自主神经系统的正常功能，导致一系列症状，如大小便失禁、排尿困难、便秘等。此外，患者还可能出现自主神经调节障碍，如异位骨化、呼吸困难等。

● 心理精神障碍：大多数脊髓损伤患者可能出现不同程度的心理障碍，如焦虑、抑郁、自卑等。这些心理障碍可能加重病情，影响患者的康复和生活质量。

 如果脑神经受损，还可以恢复健康吗？

脑神经受损后还可以恢复吗？这是许多人都关心的问题。首先，我们了解一下神经系统是如何工作的。神经系统的主要基本单位是神经元，即神经细胞，在大脑中负责快速信息传递，从而下达应对指令。神经元除了具有细胞体外，还有延伸的分支——树突和轴突。树突接受来自其他神经元的电信号；轴突把信号输出至末端的突触，并通过释放神经递质将信号传递给其他神经元。

1928 年，"现代神经科学之父"卡哈尔（Cajal）宣称"大脑不可再生"，这致使人们长达一个世纪都相信脑损伤后无法恢复。虽然近年屡有研究推翻此结论，但实际的成果还需要多番验证。毋庸置疑的是，大脑其实具有神经可塑性，因此脑部康复绝对有希望！即使是中风、脑外伤或脑退化患者，通过运动及药物治疗，重建未坏死的神经网络，加强神经递质传递，便能够重获记忆力与专注力。"神经可塑性"一词在 1948 年由波兰神经学家杰泽·科诺尔斯基（Jerzy Konorski）提出，是指大脑具有改变结构及功能的能力。例如，在学习上，重复的练习可加强神经元的连接，从而获得某项技能；在复康上，患者也可借着不断重复的动作，加强神经连接，恢复大脑功能。

大脑修复是缓慢的过程，需要坚持和不懈努力才可看见成效。

电视上看到有的人因为生病成了"植物人"，"植物人"没有意识，不会自己活动，也感受不到外面的世界，那么"植物人"和"脑死亡"是一个意思吗？

有些患者基于某种原因大脑受创停止运转，但只要脑干仍保有功能，机体就能够进行血液循环及呼吸，进而维持营养供给，那么即使没有了意识也可以继续存活，这就是所谓的"植物状态"，也是大家俗称的"植物人"。但是"植物状态"并不是"脑死亡"，因为"植物人"还有呼吸、心跳，大脑的部分功能还在正常运转。但是，作为维持生命中枢的脑干一旦丧失了功能，血液循环及呼吸便会停止，无法向脑部供给氧气，那么脑就会全部死亡，进入"脑死亡"的状态。所谓的"脑死亡"，是指包含大脑、小脑、脑干在内的脑的全部功能停止的状态。一旦判定"脑死亡"便回天无力，如果患者本人和家属有提供器官移植的意愿，此时便可商讨可行性。

 大脑如此重要，如何保护好我们的大脑？

🔵 注意保护头部，特别是剧烈运动时要戴好头盔，避免头部创伤。

🔵 保证充足的睡眠。

🔵 适度的体育锻炼。运动可以通过增加视、听、触、平衡等感觉的输入，加快大脑处理问题的速度。

🔵 全面均衡的营养。合理的饮食让大脑"吃饱、吃好"，这样才能保证它的正常工作。

🔵 戒除烟酒等不良嗜好。烟酒里的有害物质会损伤脑神经，导致智力低下，故而要戒除。

第二章
生活中常见的颅脑外伤

 脑震荡——丢失的记忆

王小帅今年 16 岁，平常喜欢运动，特别是踢足球。周末，王小帅和小伙伴们又约在体育中心的足球场，他们要来一场酣畅淋漓的大赛。今天，王小帅踢的是前锋，他巧妙地避开对方的抢断，不料后方一个快速铲球，王小帅直接摔倒，当时就不省人事了。小伙伴们吓坏了，赶快拨打 120 急救电话。

5 分钟后，王小帅逐渐醒过来，问的第一句话却是"我怎么躺在地上？刚才发生了什么？"，同时他还感到头晕、头痛，而且有点恶心。120 急救车把王小帅送到医院，CT 检查显示大脑没有什么问题，医生根据症状，诊断为脑震荡。

王小帅的父母非常不解，明明孩子有失忆、头痛的症状，为什么检查却没有异常呢？

什么是脑震荡?

我们的大脑像果冻一样柔软,在坚硬头骨的包裹下,大脑得到了很好的保护。当头部受到了剧烈打击或摇晃时,产生的冲击波影响到大脑通信传输,扰乱了正常的大脑交流功能,这一过程称为"脑震荡"。

 ## 哪些原因会导致脑震荡的发生?

头部受到撞击是常见的原因,特别是在交通事故和运动中的头部撞击。

 ## 哪些人群容易发生脑震荡?

年轻人比老年人更容易发生脑震荡,大部分发生在 15~24 岁这个年龄段,男性高于女性,主要是由运动损伤导致。所以,年轻人在运动时,一定要注意运动防护。

 ## 脑震荡严重吗?

脑震荡属于一种比较轻的脑外伤,不会对大脑造成严重的伤害。

 ## 脑震荡有哪些表现?

每个人的大脑都是不一样的,人们在发生脑震荡后会有不同的表现。其中,受伤者不能想起出事前的事情,在医学上称为"逆行性遗忘",是脑震荡的典型表现。另外,受伤者还会表现出健忘、头晕、头痛、恶心、呕吐、视力模糊、平衡障碍、思考及睡眠障碍等问题。

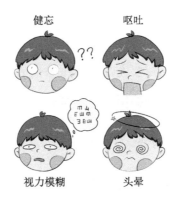

健忘 呕吐

视力模糊 头晕

脑震荡的症状

脑震荡会影响以后的记忆力吗?

脑震荡导致的失忆只是暂时的,只会对受伤当时和受伤之前短时间内的记忆造成影响,对于较早和受伤以后的记忆都没有影响。

为什么脑震荡有症状,检查却没有异常呢?

脑震荡相对于其他脑外伤而言比较轻微,只是短暂的脑组织功能紊乱,所以检查没有异常。如果 CT 或者磁共振发现脑子里有血,那么就不能叫脑震荡了,而是脑出血或是脑挫伤。

脑震荡如何治疗?

轻微的脑震荡不需要特别处理,只要经过适当的休息就会恢复正常。在急性期最好卧床休息,减少灯光、噪声的刺激,也不要长时间使用电脑、手机等电子设备。对于一些心理负担比较重的伤者,可以酌情给予精神和心理治疗。

脑震荡会不会导致昏迷？伤者睡着的时候需要叫醒他吗？

只要诊断为"脑震荡"，就不会出现昏迷的问题。伤者出现脑震荡后需要充足的睡眠来恢复，家人要为伤者营造良好的休息环境，帮助伤者尽快康复。

 脑震荡有后遗症吗？

在受伤后数天或数周内，伤者常有头晕、头痛、恶心、呕吐、耳鸣、失眠等症状，我们称为"脑震荡综合征"，这些症状一般在3个月内逐渐消失。但有部分伤者会出现情绪问题、性格变化或睡眠障碍等问题，这时需要到相应症状的专科门诊寻求帮助和治疗。

 日常生活中如何预防脑震荡？

预防脑震荡的关键，是避免头部遭受撞击。以下建议可供参考：

🔘 在运动时做好防护，正确穿戴运动防护装备，比如在骑山地自行车、摩托车、电动车及公路赛车时，最好戴上头盔。

🔘 开车或乘车时系好安全带，安全带可在车辆紧急刹车时起到很好的缓冲作用。

🔘 保证居住安全，即房屋质量要符合安全要求，装修质量也需要符合标准，以免突然掉落东西砸伤人。

🔘 保护好儿童，尤其是关好家里的门窗，安装护栏，防止儿童摔落。

🔘 经常运动，可以加强肌肉力量，能更好地保持平衡。

慢性硬膜下血肿——都是"月亮"惹的祸

王大爷2个月前在家里不小心摔了一跤，头碰到了地面上，起来后活动一下，没有什么不舒服，便没当回事。

最近，王大爷走路时老觉得右侧腿和胳膊使不上劲，老伴也发现他反应有些迟钝，于是就来医院就诊。医生指着 CT 片上"新月形"的影子，告诉王大爷这是慢性硬膜下血肿，需要立即住院进行手术治疗。

王大爷一家很纳闷，2个月前摔的一跤为何现在会这么严重？

什么是慢性硬膜下血肿？

硬膜下血肿是指颅内出血积聚于硬脑膜下腔的血肿。因为这种血肿产生的速度非常慢，往往都是在 3 周以后才出现症状，所以称为"慢性硬膜下血肿"。慢性硬膜下血肿的形态非常有特征性，其形状如新月，因此在 CT 片上看到"新月"，基本可以确诊。所以，我们常说慢性硬膜下血肿是"月亮"惹的祸。

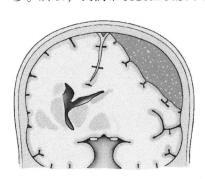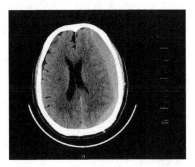

慢性硬膜下血肿

慢性硬膜下血肿是如何产生的？

当头部受到外伤时，脑组织和颅骨间形成相对位移，导致在脑膜中穿行的桥静脉被拉断，破裂出血，血肿积聚在硬脑膜下，随着血肿的增大，使硬脑膜与颅骨进一步分离，于是出现了硬膜下血肿。

 慢性硬膜下血肿的患者多吗？

慢性硬膜下血肿占到颅内血肿的40%，好发于50岁以上老年人，男性患者明显多于女性。随着人口老龄化的进展，抗凝药物及抗血小板聚集药物使用逐渐增加，慢性硬膜下血肿的发病率逐年升高。

 慢性硬膜下血肿为什么常发生在老年人身上？

老年人常因基础疾病，长期服用抗凝药物和抗血小板聚集药物，凝血功能不良。另外，随着年龄的增大，脑组织萎缩，在脑膜中穿行的桥静脉受到牵拉，张力变大，受外伤时更容易发生破裂。在日常生活中，如果发现老年人出现一些可疑的症状，如头痛、恶心、呕吐等颅内压增高的表现，应及时就医检查，以便早期发现并治疗。

 慢性硬膜下血肿有什么症状？

慢性硬膜下血肿早期出血量少，可以不显现出明显症状。随着硬膜下血肿不断增大，患者开始出现多种症状，如头痛、恶心、呕吐、神经功能障碍、意识障碍、运动障碍、认知障碍和尿失禁等。值得注意的是，由于老年人本身存在脑萎缩，颅内代偿空间相对较大，早期症状更难以察觉，容易被忽视；一旦出现症状后病情进展很快，常提示出血量大，需要紧急救治。

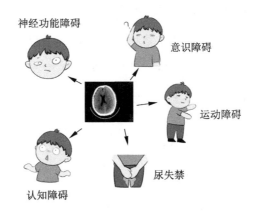

神经功能障碍

意识障碍

运动障碍

尿失禁

认知障碍

慢性硬膜下血肿的症状

 慢性硬膜下血肿凶险吗？

慢性硬膜下血肿虽然是一种慢性疾病的状态，但是在后期往往会加速进展，对大脑压迫逐渐加重，出现相应症状，甚至引起脑疝。所以，慢性硬膜下血肿也常被称为"隐匿杀手"。

 外伤后如何警惕慢性硬膜下血肿？

老年人外伤后虽然当时没有什么不适，但也要警惕发生慢性硬膜下血肿的风险。家人需要持续观察老年人3个月，如逐渐出现头痛、呕吐、口齿不清或肢体偏瘫、大小便失禁等，应考虑本病，需要及时就医。

如何预防慢性硬膜下血肿?

 80%的慢性硬膜下血肿患者有外伤史，因此预防跌倒这个高危因素至关重要。针对容易发生跌倒的老年人，我们更应该在老年人的日常生活中采取相应的防跌倒措施，如安全着装，设置扶手、灯光等。另外，老年人应当在医生的指导下合理使用抗凝药物和抗血小板聚集药物，避免不必要的使用和过量使用。

 慢性硬膜下血肿怎么治疗?

出血量较少、临床症状较轻的患者，可以考虑采取药物治疗，一般推荐使用他汀类降脂药物和激素类药物。出现出血量大且无法自行吸收的情况，就需要采取手术引流处理，钻孔引流手术是有效、经典的手术方式。

 保守治疗期间需要注意些什么?

保守治疗期间应充分卧床休息、按时服药、定期复查 CT 以监测血肿进展；密切关注患者症状是否有加重，警惕血肿增大；饮食上以新鲜、温和、有营养的食物为主，避免刺激、不容易消化的食物；控制血压、血糖；保持情绪稳定；预防便秘，保持大便通畅。

王大爷住院后复查 CT，血肿有扩大，医生准备给王大爷进行手术治疗。天啊，在脑袋上打个洞，那可是大事，王大爷一家都非常紧张。

慢性硬膜下血肿手术效果如何？

钻孔引流手术是通过在出血部位打个洞，把血引流出来，减少对脑组织的压迫。钻孔引流手术损伤小、治愈率高、并发症少，只要及时就诊，一般不会引起后遗症。如果就诊不及时，血肿压迫神经和脊髓时间较长，术后恢复可能会遗留肢体麻木，甚至出现运动障碍和意识障碍。所以，当达到手术要求且身体许可的情况下，尽早做手术可以避免进一步损害。

 手术前应该做哪些准备？

如患者需要接受手术治疗，医务人员会在手术前完善各项评估和检查；手术前需要停用抗凝药物，以避免手术中、手术后出血；手术前一天晚上 8 点禁食，10 点禁饮，同时夜间保证充足的睡眠；手术当日清晨刷牙、洗脸，男患者剃须，做好皮肤清洁。

 手术前太紧张了，晚上睡不着怎么办？

良好的睡眠是康复的有力保障，但的确有一部分患者在手术前出现不能入睡的情况，如果难以入眠，可以请医生开些促睡眠的药物。短期内促睡眠药物不会有成瘾性，可放心使用。

手术很顺利，王大爷回到病房后，家属看着他头上的伤口和管子，不知道该如何照顾。护士耐心给予指导。

手术以后多久可以吃东西?

一般在手术后 24 小时内复查 CT，CT 显示颅内情况稳定后，医务人员会通知患者可以开始进食。食物以清淡、易消化的流质或半流质为主，比如米粥、炖蛋、烂面条等，注意避免进食牛奶、豆浆、甜食等产气食物。

手术后头上引流管大概多久可以拔掉?

慢性硬膜下血肿术后引流管又称为残腔引流管，作用是尽快引流渗出液，促进脑组织尽快复位，一般术后 2~3 天可以拔掉。

手术后为什么要平睡和病侧睡交替?

手术后采取平睡和病侧睡交替，是为了尽快使脑组织膨胀复位，以消除硬膜下腔隙、积液，使硬膜下的积血、积液以及积气等尽快吸收，从而避免术后积液或血肿复发。

手术后多久可以下床活动?

现代医疗提倡，在病情和能力许可的情况下，应尽早离床活动。因此，患者在引流管拔出之后就可以下床活动了。

今天，王大爷准备出院了，一切顺利，全家人都很高兴。关于出院后应该注意些什么，子女还有些疑问。

慢性硬膜下血肿会复发吗?

慢性硬膜下血肿一般通过引流的方式都能够获得治愈，但有一定复发的概率，5%～30%的患者会复发。年龄较大、血肿较厚和双侧血肿时，复发率更高。

 慢性硬膜下血肿出院后还需要注意些什么?

日常生活中注意保护头部，避免头部再次受伤；饮食上以清淡为主，控制好血压、血糖、血脂；手术后 1 个月复查头颅 CT，了解血肿有无复发。出院后还应该注意观察有无头痛、头晕、肢体运动障碍，甚至大小便功能障碍的出现，因为出现这些症状，也提示有血肿复发的可能，应该马上到医院就诊。

三 急性硬膜外血肿——混淆是非的"清醒期"

在一个阳光明媚的周末上午，杨烁和李力相约去郊外骑自行车。杨烁活泼开朗，是个户外运动爱好者；李力则性格沉稳，总是能深思熟虑。两人沿着蜿蜒的山路骑行，欣赏着美丽风景。

突然，前方路面上出现一块松动的石头，杨烁为了避开它，紧急刹车并转向。"砰——"杨烁失去平衡，从自行车上摔下来，头部猛烈撞击到路边的岩石上。李力迅速跑上前去查看，只见杨烁头部血流不止，意识逐渐模糊。李力果断拨打急救电话，在等待救护车的过程中，杨烁逐渐醒过来，说自己的头很痛，并且出现恶心、呕吐，不一会儿人又昏迷了。

救护车到达后，将杨烁送到附近的医院，杨烁的父母也赶了过来。经过一系列检查，杨烁被诊断为急性硬膜外血肿，由于血肿较大，医生建议手术。面对突如其来的变故，杨烁的父母焦急万分。

 什么是急性硬膜外血肿?

急性硬膜外血肿是头部受到严重外伤，导致脑膜中动脉破裂，血液在硬膜外腔聚集形成的血肿。这个血肿就像一个"包袱"压迫脑组织，影响大脑的正常功能。如果不及时治疗，就会导致大脑受损。

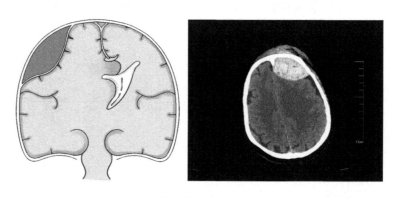

急性硬膜外血肿

 为什么患者受伤后中间会醒过来，然后又昏迷了?

头部受到撞击会导致脑部受到暂时性的损伤而引发昏迷。随着时间的推移，脑功能逐渐恢复，患者逐渐醒过来。但是血肿仍在形成过程中，它逐渐增大并压迫脑部，导致患者再度出现昏迷。"昏迷—清醒—再昏迷"是急性硬膜外血肿非常典型的症状表现。

急性硬膜外血肿有什么表现?

急性硬膜外血肿的临床表现可因出血速度、血肿部位及年龄的差异而有所不同，常表现为头痛、恶心、呕吐、意识不清、偏瘫或肢体麻木、听力下降等，但从典型临床特征看，仍有一定规律及共性，即"昏迷—清醒—再昏迷"。若患者昏迷时间在半小时以上，常常提示病情严重。

 急性硬膜外血肿怎样治疗?

急性硬膜外血肿是颅脑外伤中比较常见的情况，经过急诊手术治疗可以获得良好的治疗效果。当然，硬膜外血肿是否需要手术，还得通过分析患者的临床表现、血肿部位、血肿大小以及血肿压迫脑组织的严重程度来决定。如果血肿很小，患者神志清醒，可以采取保守治疗。

杨烁的父母一时拿不定主意，想先选择保守治疗。医务人员根据杨烁的情况，同意在严密监控下先观察，如血肿继续增大，颅内压力继续增高，则须进行紧急手术治疗。

 保守治疗的情况下，如何照护?

保守治疗期间除药物治疗外，还可采取以下措施：床头抬高有利于减轻颅内压力；吸氧可以改善脑缺氧状态；保持大便通畅，必要时使用开塞露；如小便不能自解，须进行导尿，注意保持导尿管通畅，避免出现意外拔管。

为什么需要频繁做 CT 检查？

 在保守治疗期间需要严密跟踪判断脑部的情况，CT 检查是非常重要的手段。一天之内多次进行检查可以看到血肿的进展状况，以便于医务人员及时做出判断和处理。

为什么输注甘露醇后小便增多？

我们在中学的物理课上学到过，水是从渗透压低的一侧往渗透压高的一侧转移的。甘露醇输注到体内后，会造成肾小管内原液中溶质浓度增加、渗透压增加，从而抑制肾小管重吸收水分，引起尿量增加，从而有效消除脑细胞水肿、降低颅内压，并一定程度上消除水钠潴留。

 为什么甘露醇输液速度那么快？

甘露醇只有在快速滴注时才可以快速增加血浆渗透压，引起组织脱水，从而达到降低颅内压力的效果。

 为什么要频繁抽血检查呢？

甘露醇在脱水利尿的同时，会带走身体内大量的钾，再加上患者进食不良，很容易出现低血钾。因此需要抽血检查血液中钾的浓度，以便及时、适度地补充。

 频繁抽血化验会不会把血都抽干啊？

日常的医疗抽血化验只会抽取人体极小部分血液进行化验，一般不超过 20 毫升。同时，人体的造血系统也会不断地产生新的血液，以补充失去的血液。因此，即使进行多次抽血化验，也不会把血抽完。

第三天，杨烁出现频繁呕吐，血压也明显增高，复查 CT 显示颅内中线偏移、出现脑疝，需要紧急手术治疗，杨烁父母也同意立即手术。

 为什么医生会建议急诊手术治疗?

急性硬膜外血肿大多数是由于脑膜中动脉破裂所致，出血凶猛，病情发展迅速，可在损伤后短期发生脑疝，危及生命。因此，原则上在确诊后应该立即实施手术治疗，清除血肿以缓解颅内高压，做到早期诊断、及时处理，才能够有效地降低患者的致残率和致死率。

 什么是脑疝?

脑出血的血块挤压脑组织，导致脑组织移位，如果脑组织明显偏离了其原本的位置，就叫作脑疝，比较常见的类型有小脑幕切迹疝、枕骨大孔疝等。具体发生什么类型的脑疝，与出血位置有关。

 脑疝有哪些危害?

脑组织是十分精密的，一旦发生脑疝，移位的脑组织和正常脑组织产生挤压，就会影响到这个部位脑组织的功能，患者可能出现运动障碍、视力障碍、意识不清，严重的时候会威胁到生命安全。所以脑疝是十分危险的疾病，一旦发现，必须尽快治疗。

脑疝有什么表现?

一旦发生脑疝,患者会出现意识障碍加深,比如人从清醒转变为昏迷;还会出现瞳孔散大、呼吸改变等,需要立即处理。

手术后,杨烁一直昏睡不醒,营养需要从胃管内灌注,小便需要导尿管引流。看着孩子一直神志不清,身上插了那么多管子,而且这两天一直还有发热,父母既心疼又焦急,迫切想知道如何配合进行照顾,护士耐心给予指导。

 为什么手术后要一直抬高床头?

脑部手术以后抬高床头 15°~30°,利于颅内血液回流,降低颅内压力。

 没有咳嗽,为什么要做雾化?

我们在正常生活时肺部也有正常的呼吸运动,而一旦长时间躺在床上,肺部的呼吸运动减少,就很容易发生肺部感染,也就是人们常说的肺炎。雾化吸入是一种预防肺部疾病和治疗肺部感染的方式,通过雾化装置将药液转化为雾状,更容易被吸入呼吸道。

 雾化治疗时需要注意些什么?

雾化治疗时最好采取坐位,如患者条件不允许,可抬高床头,这样有利于呼吸时雾化的药液顺利到达肺泡,提高治疗效果。雾化结束后要及时漱口或清洁口腔,避免药物残留在口腔内。

没有咳嗽，也要进行叩背吗？

 叩背排痰是通过胸壁震动气道使附着在肺、支气管内的分泌物松动、脱落，通过体位引流使分泌物到达细支气管，利于分泌物排出，同时有效预防分泌物聚集。所以说，即便患者没有咳嗽的症状，也要定时进行叩背。

如何正确地叩背？

叩背时将手掌微曲呈弓形，五指并拢，形成空心状，以手腕为支点，借助上臂力量由下而上、由外至内有节奏地叩击患者背部。叩背应在饭前 30 分钟或饭后 2 小时进行，每天 3~5 次，频率为 120~180 次/分，每个部位 1~3 分钟。

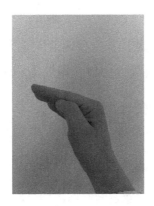 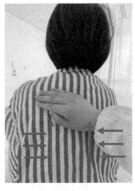

叩背的手势和方法

怎样帮助患者刷牙？

保持口腔清洁可有效预防肺部感染，每天至少 2 次用牙刷蘸取漱口液或清水进行刷洗，或者用食指包住毛巾擦洗牙齿和牙龈。

为什么手术后一直有点发热？

手术后几天内，患者大多有低热，一般不超过 38.5 ℃，这是正常情况，医学上称为"手术吸收热"。如持续高热数天，则可能存在其他部位的感染，需要进行辨别和处理。

 手术后的发热，是不是捂一捂、出出汗就好了？

捂汗是老百姓流传的退热偏方，但它仅适用于风寒感冒，不可用于感染性疾病。捂汗会使热量聚集于身体内，体温持续升高，加重发热程度，过高的体温会加重脑部水肿，增加脑耗氧量，对大脑造成更大的伤害。

 怎样帮助患者退热？

- 减少盖被和包裹面积，保证身体可以充分散热。
- 发热时多饮水不仅可以补充液体，还可以加快排汗、排尿，促进体内毒素和代谢废物排出。
- 将冰袋用干毛巾包裹，置于额头、腋下或大腿腹股沟处。冰袋降温一般 15 分钟即可，如需持续使用，两次间隔 30 分钟，以免造成皮肤损伤。注意避开心前区和腹部，足底需要保暖。
- 用温水毛巾擦拭全身，水温 32~34 ℃ 比较合适，擦拭的重点为颈部、后背、腋下和腹股沟处。
- 将 75% 酒精加水稀释至 20%~30% 的浓度，用毛巾蘸取稀释后的酒精，擦拭颈部、腋下和腹股沟处。
- 如以上方法效果不佳，可以在医务人员指导下口服退热药物或者使用退热栓。

头上的管子什么时候可以拔掉？

头上放置管子的目的是用于术后残留血液的引流，随着引流液逐渐减少，复查 CT 提示出血已停止就可以拔掉了，一般为 3~5 天。

 能不能不插胃管，从静脉里补充营养？

家属们常常抗拒胃管，认为这样有点"不能接受"。现代医学认为，当胃肠功能正常时，应尽可能使用胃肠道营养方式，否则会导致胃肠黏膜损伤，出现胃肠道的并发症。所以，在补充营养时，应首选胃肠道营养，在胃肠道营养不能满足身体需要时，会从静脉做适度的补充。

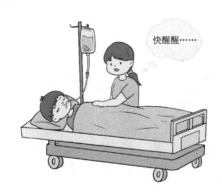

通过胃管给予胃肠道营养

这两天，杨烁的情况比之前稳定了许多，他时而睁开眼睛环顾四周，时而嘴巴里面发出"咿呀咿呀"的声音。但是问他叫什么名字、是不是哪里不舒服，他却是胡言乱语、答非所问，而且手还不停乱抓。护士帮助杨烁把手约束起来。杨烁的父母很纳闷：一直绑着孩子不是跟绑犯人一样吗，自己的孩子难道傻了吗？

必须将患者绑起来吗?

 适当的约束不是捆绑患者,而是在病理状态下给予患者一定的保护。只要保护措施恰当,定时予以松解、看护,在病情许可下,尽早解除约束,对患者是有益的,这也需要家属的积极配合。

把患者的手扎紧了就行了吧?

有效的约束包括棉扎带的松紧度适宜、置于功能位、定时松解查看、及时停止约束等方面。约束松紧以棉扎带内可插入 1 指为宜;持续约束的患者,将约束肢体放于舒适的位置,每 1~2 小时给予松解 5 分钟,帮助其做关节活动,避免循环不良;一旦患者意识恢复或引流停止后,需及时解除约束。

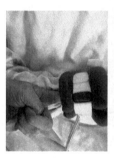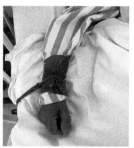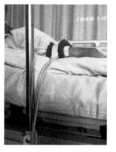

患者约束方式

 患者为什么会出现"答非所问"的情况?

像杨烁这种情况,是脑外伤损伤到大脑颞上回后部引起的语言功能障碍,医学上称为"感觉性失语"。患者表现为有说话能力,但是不能理解别人的意思,说出的话别人也无法理解。

感觉性失语怎样做康复训练?

　　语言训练是一个由少到多、由易到难、由简单到复杂的循序渐进的过程。家属平时要与患者多交流,从发音"a、o、e、i、u、ü"开始,鼓励患者大声说话,对于哪怕是点滴的进步都要给予表扬。另外,日常生活中还可以使用手势、卡片、表情等进行有效沟通。

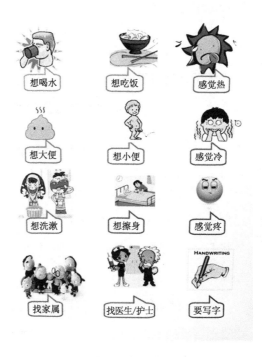

想喝水　　想吃饭　　感觉热

想大便　　想小便　　感觉冷

想洗漱　　想擦身　　感觉疼

找家属　　找医生/护士　　要写字

神经外科健康宣教示例

 什么时候开始对失语患者进行训练比较合适?

　　患者意识清楚 2 周左右、病情稳定、能接受约 30 分钟的集中训练,即可开始安排语言功能训练。发病 3~6 个月是失语症恢复的高峰期,也是言语治疗的最佳时机。发病 2~3 年后的患

者经过训练病情也会有不同程度的改善，但其恢复的速度明显较早期慢。

> 杨烁恢复很顺利，医生建议尽早转康复医院进行高压氧治疗。杨烁的父母也明白儿子需要尽早进行康复治疗，但不清楚什么是高压氧治疗。医生和护士耐心讲解高压氧治疗的内容。

什么是高压氧治疗？

在电视上，我们常看到患者在一个密封的大罐子里治疗，这个大罐子就是高压氧舱。高压氧治疗就是指在高压（超过标准大气压）的环境下，呼吸纯氧或高浓度氧的过程。

为什么要行高压氧治疗？它与普通吸氧有什么区别？

普通吸氧，也就是常压氧治疗，是在标准大气压（生活中的氧气环境）下进行氧疗，如鼻导管吸氧、面罩吸氧、氧帐吸氧和呼吸机吸氧等，常压氧治疗的吸氧浓度一般为25%~35%。

高压氧治疗的吸氧浓度一般为85%~99%，可以使血液中物理溶解的氧含量明显增加，每增加1个标准大气压，物理溶解的氧含量高于常压吸氧14~17倍。高压氧不仅改变血氧饱和度，而且还会提高氧储备、氧的穿透力和物理溶解量等，对许多疾病的治疗效果有一个质的飞跃。在临床治疗中，许多疾病早期由于采用高压氧治疗而完全康复，大幅缩短了临床住院时间。

高压氧治疗有哪些作用呢？

● 有毒气体中毒的急救：对于吃火锅、围炉煮茶、洗澡、取暖等引起的一氧化碳中毒，高压氧治疗是十分有效和重要的急救手段。

● 昏迷患者的促醒治疗：高压氧治疗脑外伤可使血氧分压迅速提高，组织氧含量增加，迅速纠正无氧或低氧代谢及酸中毒，使细胞功能得到恢复，且对脑外伤后脑水肿有独特的疗效，同时对昏迷者的脑组织起到保护作用，对促进昏迷者清醒非常有利。很多治疗实践证明，高压氧不但能降低颅脑损伤的死亡率，促进生存者的神经功能恢复，而且可使脑外伤后的精神障碍及并发症的发生率明显下降。因此在常规治疗的同时，积极采用高压氧治疗，会使脑外伤的治疗得到最佳的效果。

● 突发性耳聋的治疗：高压氧可切断内耳缺氧损害的恶性循环，临床研究显示与常规治疗相比，常规治疗+高压氧治疗能使突发性耳聋的好转率提高 20%~30%。

● 脑梗死的治疗：脑梗死是脑卒中的常见类型，约占 70%~80%。高压氧治疗能迅速提高血氧分压，加大血氧弥散距离，恢复"缺氧半影区"功能，缩小梗死范围，控制脑水肿，刺激病灶区域内毛细血管新生，促进侧支循环建立，增加椎-基底动脉血流量，兴奋上行激活系统。

● 改善睡眠：失眠是神经衰弱的常见症状，是大脑兴奋与抑郁功能失调的一种临床表现，可引起头晕、头痛、精神差、记忆力及判断力减退。由于失眠的一系列症状，加重了患者的心理负担，服用镇静安眠药物因疗效差，需要逐渐加大剂量，容易产生依赖，且副作用大。高压氧治疗可有效改善大脑皮质内抑制过程弱化的情况，增强其调节和控制皮质下植物神经系统的功能，缓解植物神经功能紊乱的症状；同时还能改善心肌缺血及心脏功能，提高心排出量，增加脑血流量，促进脑细胞代谢，改善脑动脉硬化所造成的病理状态，改善脑细胞的缺血、缺氧，使睡眠时间达到生理性睡眠需要。因此，对于失眠患者，高压氧治疗不失为一种安全有效的治疗手段。

○ 特发性面神经麻痹的治疗：特发性面神经麻痹早期采用高压氧配合药物治疗，可以改善受损神经组织的供氧，促进细胞代谢，消除细胞水肿，极大地促进神经功能的恢复，使疗程缩短，治愈率显著提高。

○ 偏头痛的治疗：高压氧治疗可增加血氧含量和氧的有效弥散距离，促进脑组织细胞代谢；降低血小板的凝聚力，防止血管痉挛，改善脑微循环状态；收缩周围血管和颅内血管，对抗脑血管扩张及颅内压增高，起到迅速止痛的作用。

○ 慢性脑缺血的治疗：高压氧治疗可增加毛细血管氧弥散距离和动脉血氧分压，改善脑组织微循环灌注不足，弥补慢性脑缺血导致的脑组织缺血、缺氧，加速毛细血管再生，促进细胞功能的恢复，从而改善因脑部血供和脑部血液需求不平衡而引起的头晕、头痛、记忆力减退等症状。

○ 脊髓损伤的治疗：脊髓损伤是一种严重的损伤，常造成不同程度的终身残疾，甚至死亡。由于椎管为骨性管腔，无伸缩余地，管内腔隙狭小，当脊髓受损后水肿、肿胀时必然使自身受到挤压，加重脊髓受损处的缺血、缺氧程度，最终导致永久性功能障碍。高压氧治疗促使血氧含量增加，血管收缩，局部血流量减少，因而可以改善脊髓的缺氧状态，减轻脊髓的出血及水肿，尽可能保护可逆性神经组织，有利于脊髓损伤的修复。需要注意的是，由于神经组织对缺血、缺氧耐受性差，因此一旦脊髓受损，治疗应越早越好，一般认为损伤后 4 小时内即开始高压氧治疗的效果最佳。

● 消除慢性疲劳、改善亚健康状态：生活在现代社会的人们常出现情绪低落、心情烦躁、失眠、疲劳、慢性咽痛、反复感冒等的症状，医学专家称之为亚健康状态。高压氧可改善患者的缺氧状态，调节下丘脑、垂体的分泌功能，从而改善患者极度疲劳的状态。

● 预防老年病的发生：随着年龄增长，血管硬化程度增加以及肺功能减退，体内动脉血氧分压逐渐下降。高压氧治疗可明显提高动脉血氧分压，预防很多老年病的发生。

 高压氧治疗痛苦吗？

高压氧治疗在无创和无痛加压时，因为气压的作用，可能会使患者出现耳闷、耳胀等症状，只要适度地进行吞咽、打哈欠、捏鼻、鼓气等调压动作就可以缓解。调压后戴上吸氧面罩坐或躺在高压氧舱内就可以了。

 高压氧治疗是不是越早做越好？

在康复的早期，高压氧治疗在患者促醒的过程中是非常重要的。如果身体各项指标平稳，没有进行高压氧治疗的禁忌，应尽早开展。

高压氧治疗一般需要多久？

高压氧治疗一个疗程是 10 天，对于脑外伤、脑出血，特别是意识障碍的患者，需要治疗 2~4 个疗程才能见到效果。

 在高压氧治疗的过程中，我们应该注意些什么呢？

- 进舱前 1 小时不进食产气多的食物及饮料，如豆制品、薯类、牛奶、可乐等。

- 每次进舱前排空大小便。

- 严禁携带火种及易燃、易爆品入舱，如火柴、打火机、香烟、酒精、电动或闪光玩具等。

- 严禁携带一切与治疗无关的其他物品入舱，如钢笔、手表、真空保温杯、助听器或任何电子产品。

- 患者及陪护人员不能穿易产生静电火花的化纤衣物。

- 可带 1 个苹果或单层水杯进舱。

（四）　脑挫伤——摔糊了的"豆腐"

徐大姐是一位勤劳朴实的保洁工人，平时工作认真，深得周围人的喜爱。今年 8 月的一天，徐大姐在家附近不幸遭遇车祸，导致严重的脑挫伤。事发后，徐大姐被紧急送往当地医院进行救治。

经过全面的检查，医生诊断徐大姐为双侧额叶脑挫裂伤伴血肿形成，额骨骨折。由于病情严重，徐大姐的神志逐渐模糊，症状进行性加重。为了进一步救治，医生决定为徐大姐进行急诊手术。经过近 4 个小时的紧张手术，医生顺利为徐大姐清除了颅内血肿并进行了去骨瓣减压术。手术结束后，徐大姐被送入神经外科重症监护室进行观察治疗。

什么是脑挫伤？

脑挫伤是一种创伤性脑损伤。我们前面说到，大脑就像豆腐一样脆弱，而脑挫伤就相当于一小块豆腐摔到地上，豆腐糊了。这个时候就会出现各种各样的临床症状，比如头晕、头痛、恶心、呕吐，严重一些还会造成肢体麻木、无力、言语功能障碍，甚至还可能会造成意识障碍，出现嗜睡、昏睡乃至昏迷等。

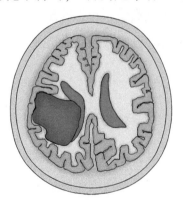

脑挫伤示意图

哪些情况会导致脑挫伤？

● 以交通伤最常见。

● 摔伤，较常发生于老年人、小孩。

● 高处坠落伤，好发于特殊工作者，如在高空作业、建筑等从业人员中坠落伤比较多见。

● 打击伤等。

 为什么脑挫伤头痛症状非常明显?

挫伤部位发生出血和水肿，导致颅内压力升高，引起头痛。头痛是脑挫伤最常见的症状，在受伤后第 1 周内最为明显，以后逐渐减轻。而且，越年轻的患者，头痛越明显；老年人因本身存在脑萎缩，所以疼痛感较年轻人会轻很多。

 脑挫伤的患者什么情况下需要手术治疗?

患者出现明显的意识障碍，程度逐渐加深，并且伴有颅神经功能障碍的情况下，通过头颅 CT 检查提示广泛性脑挫裂伤或者局灶性脑挫裂伤，产生明显的占位效应，对周围的脑组织、血管、神经造成明显压迫的情况下，就应该采取手术的方式来进行治疗。

 手术时为什么要把颅骨骨瓣去掉?

在平时，坚固的颅骨能够保护患者的大脑免受一些碰撞带来的伤害；但是在大出血的情况下，颅骨不仅不能保护大脑，还可能成为困住大脑的"牢笼"。手术时移除一定的颅骨能够让大脑挣脱这个"牢笼"的控制，有效地减少颅内肿胀带来的脑组织压迫，避免颅内压进一步升高导致脑疝。

 等病好了，缺失的颅骨骨瓣还能安上吗?

开颅手术后，一般要 3~6 个月的恢复期。确认颅内恢复完全，即颅骨缺损部位压力不高，无感染、溃疡等不利于切口愈合的因素，即可进行颅骨修补手术。

 重症监护室是什么样的地方？

 重症监护室就是平常我们说的 ICU，神经外科重症监护室为 NICU。在重症监护室内设有中心监护站，直接观察所有监护的病床，每张病床所占面积较大，床位间用玻璃或布帘相隔。在 ICU 里，医务人员应用现代化的医疗设备和复杂的监测技术，对急危重症患者实施不间断的精细化治疗、护理。

 家属可以到重症监护室陪伴患者吗？

 因为亲人在重症监护室治疗，家属常常会害怕这厚重的大门一关，就再无相见的机会，所以就想能在身边陪伴。但重症监护室不允许家属陪伴主要是出于避免感染风险、保持无菌环境的需要。重症患者通常需要进行镇痛或镇静治疗，以及可能需要气管插管或使用其他侵入性医疗设备，家属在场可能会导致细菌传播，增加医院获得性感染的风险。重症监护室内会配备经过专门训练的团队，能够提供全面的医疗和生活护理。相比之下，非专业人士的家属可能在照料上存在不足。

尽管家属不能陪床，但 ICU 会通过定时探视制度来满足家属与患者互动的需求，并允许家属通过电话或视频通话等方式保持联系。

 探视期间家属需要注意些什么？

 ● 控制入室人数，每次入室不超过 2 人，如探视人数过多，视科室当时的情况可适当分次进行探视。

◖ 原则上每天探视时间固定，但是在探视时间段遇科室抢救病患的情况，则探视暂停或适当往后顺延。

◖ 保持肃静，如需交谈，不得高声喧哗。

◖ 勿随意在病区走动，勿随意触碰各种医疗管路。

◖ 探视者最好为直系亲属，身体健康，如患有传染性疾病请勿探视，以免造成交叉感染。

徐大姐有多年的慢性支气管炎病史，手术以后一直昏迷不醒，医生给她进行了气管插管，并采用呼吸机辅助呼吸。在手术的第二天，徐大姐又出现了呼吸困难、血氧饱和度下降的情况。CT 显示肺部有大量的炎症存在，医生建议行气管切开，把肺上的痰液吸出来，以改善呼吸功能。在喉咙上开个口子，不是像割喉一样吗？是不是又要做个大手术啊？那样不是很痛苦吗？以后难道都要用脖子上的"豁口"呼吸了吗？家属实在拿不定主意。

什么是气管切开？

气管切开术是指切开颈段气管，放入气管套管，是一种抢救方法，主要用于治疗气道堵塞的急症。像徐大姐这样，一直昏迷不醒，没办法主动咳痰，而且肺部已经存在了明显的感染，需要用人工的方法把气道打开，用吸引管把痰液吸出来。这样可以有效地解除气道的堵塞，让肺能够正常地工作，也可以保证大脑获得更多的氧气供应。

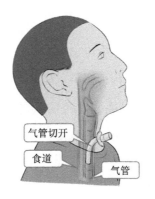
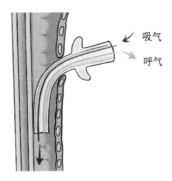

气管切开示意图

患者不是已采用气管插管了吗？为什么还要进行气管切开？两者有什么区别吗？

气管插管是把管子从鼻腔或者口腔插进气道，这样呼吸的空气就从插管中走，不会跑气。简单来说就是在原来的道路上再加一条通道，保证呼吸畅通。

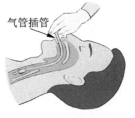

气管切开是把管子从喉部插入，呼吸直接从气管开始，不走原来的路了，绕过了口、咽、喉这些容易堵塞的部位。

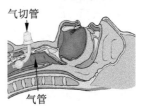

气管插管（上）和气管切开（下）的区别

医务人员在判断患者呼吸道功能不好时，就会建议气管插管或者气管切开。如果预计这个患者短时间内能恢复意识，或者能控制住感染，一般会先进行气管插管，等到患者病情好转后就拔管。如果患者病情短时间不会有明显的好转，而且痰液不容易清理，就会建议气管切开，待患者意识清醒之后，也可以封管。

如果不进行气管切开，会有什么后果？

 像徐大姐这样有严重的肺部感染，痰液无法排出的患者，如果不实施气管切开，患者可能会因痰液阻塞引发窒息，进而大脑和其他重要脏器也会因为缺氧而衰竭。

气管切开是大手术吗？

 气管切开是小手术，床边即可完成，大约需要 20~30 分钟，但也可能存在一定的风险，最常见的是出血。气管切开在正规的医院均可实施。

气管切开还能封上吗？还能讲话吗？

 很多家属有疑问，气管切开以后皮肤还能缝上吗？以后还能正常说话吗？答案是大部分情况下是可以的。等患者病情稳定，意识好转，能够吃东西不呛咳，医疗评定通过后就可以将皮肤缝合，患者还是可以正常说话的。

护士总是吸痰，患者难受，能不能不吸或少吸几次？

 很多家属因为心疼患者，常常阻止护士吸痰。其实气管切开的目的之一是方便吸痰，吸痰的目的是要把肺上的痰液吸出来，保证肺能够正常地呼吸。如果不吸痰，不断分泌的痰液可能堵塞气道，那么气管切开的意义也就不存在了。

徐大姐病情稳定后转到康复医院继续治疗，但是1个月后，徐大姐开始出现呕吐的症状，检查结果提示出现了脑积水。看着原本已经觉得在好转的患者，病情又出现反复，家属非常焦急。于是，徐大姐又转回治疗医院，进行脑室-腹腔引流手术。

什么是脑积水?

我们大脑中的脑脊液是持续分泌和排出的，这样的循环也持续保护和滋养着脑组织。一旦脑脊液的循环出现障碍，分泌和排出的动态平衡被打破，脑脊液就会在脑子里聚集，出现脑积水。随着脑脊液的不断聚集、增加，积液会对脑组织造成压迫，使患者出现颅内高压症状。

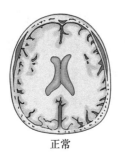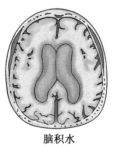

正常　　　　　脑积水

脑积水示意图

脑积水一定要手术治疗吗?

脑积水不一定都需要手术治疗，具体情况需要根据患者病情的严重程度进行分析。如果患者的病情比较轻，没有出现明显的不适症状，一般不需要进行手术治疗。而像徐大姐这样，出现了明显的颅内高压症状，如果不将积水引流掉，就会进一步加重脑组织的伤害，因此需要及时进行脑室-腹腔引流手术来缓解颅内高压。

 脑积水手术风险大吗？

脑室-腹腔引流手术就像"泄洪"一样，把脑部多余的水引流到腹腔内，目前是一个比较成熟的手术，属于微创手术。从体表切口来看，它只需要在头部和腹部各开一个长约 3 厘米的切口就可以完成，把引流管从头部穿行放到腹腔内，这样头部多余的脑脊液就可以通过这根管子引流至腹腔而被吸收，达到缓解脑积水的目的。

 放了引流管后，是不是就彻底解决问题了？

引流管的目的是将脑部的脑脊液引流出来，但是"水流"速度有快有慢，引流速度还需要根据个体来调节。所以，放了引流管后，接下来就是要进行压力调节，来保证这根管子引流的安全性和有效性。脑室-腹腔引流管的调压在神经外科门诊就可以完成，是一种很安全的操作。

（五） 颅底骨折——耳朵、鼻子"漏水"了

在繁忙的城市中，李先生是一位普通的白领，每天都过着"朝九晚五"的生活。然而，一场突如其来的意外，打破了他的平静生活，让他经历了一场严峻的挑战。

一天晚上，李先生下班后和朋友聚餐，他小酌了几杯。聚餐结束后，李先生觉得天气闷热且路上车辆不多，于是没戴头盔就骑上电

瓶车往家赶。因为刚下完雨，路面有些湿滑，李先生在拐弯时没有及时减速，车子打滑后直接撞到了停靠在路边的汽车上，李先生从电瓶车上飞了出去，前额磕到了马路沿上。

路人急忙拨打120将李先生送往医院。在去医院的路上，李先生觉得头痛、眼眶胀，眼眶周围发黑，像熊猫一样，而且鼻子里不停地流出清水。到医院后，CT检查显示颅底骨折和颅内积气。医生告诉李先生的家人，颅底骨折的恢复需要较长的时间，而且有一定的风险。

什么是颅底骨折？

颅底骨折是由多种原因造成的颅底几处薄弱区域发生的骨折，常伴有硬脑膜撕裂，引起脑脊液鼻漏和颅内积气。

颅底骨折有什么症状？

根据骨折的部位，颅底骨折可分为颅前窝骨折、颅中窝骨折和颅后窝骨折。

● 颅前窝骨折会导致眶周皮下及球结膜下形成淤血斑，称为"熊猫眼"征，也可导致脑脊液鼻漏。骨折还可引起视力减退、嗅觉减退、视力或嗅觉丧失等。

● 颅中窝骨折会导致脑脊液从耳朵或鼻腔内漏出，还会损伤通过颅底的神经，使患者出现面瘫、眼球活动受限等症状。如果伤及颈内动脉，则可发生致命性鼻出血或耳出血。

● 颅后窝骨折：患者多在伤后2~3天出现乳突部皮下淤血，还可在伤后数小时出现枕下部肿胀及皮下淤血。

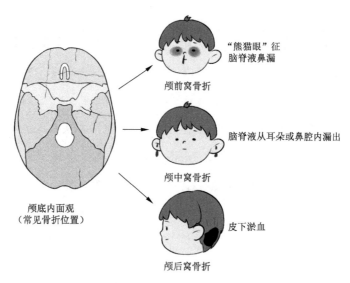

"熊猫眼"征
脑脊液鼻漏

颅前窝骨折

脑脊液从耳朵或鼻腔内漏出

颅中窝骨折

皮下淤血

颅后窝骨折

颅底内面观
（常见骨折位置）

颅底骨折分类的常见症状

 为什么颅前窝骨折后两只眼睛像熊猫眼？

颅前窝位于眼眶的上方，颅前窝骨折后骨折断端的板障出血，沿着骨折缝渗入到眼眶四周的皮下疏松组织内，导致眼眶四周皮下淤血、青紫和肿胀。同时伴有眼球的结膜充血，眼眶四周会形成一圈淤血斑，形似熊猫的眼睛，从而得名"熊猫眼"。

 "熊猫眼"期间，应该注意些什么？

● 注意保持眼周清洁，清除眼内分泌物，根据医生指导滴眼药水，不让生水、脏水进入眼内，防止感染。

● 滴眼药水前先洗干净手，不用力扒开眼皮，不要让眼药水瓶口碰触眼皮及睫毛。

● 洗脸时不要用力揉搓眼睛周围，注意睡眠时保护好眼睛，避免压迫眼球。

◉ 避免剧烈咳嗽及运动，保持大便通畅，不用力憋气。

◉ 不吃辛辣、刺激性食物，要戒烟酒。

颅底骨折后，为什么鼻子和耳朵里会流出"水"？

鼻腔里、耳朵里流出来的"水"是脑脊液，说明颅底骨折合并有脑脊液漏，预防颅内感染是重中之重。

◉ 此时患者要绝对卧床休息，采取平卧位或患侧卧位，酌情抬高床头 15°~30°，这样的体位既有利于引流，又可利用自身重力压迫瘘口，减少脑脊液漏出，促进伤处愈合。

◉ 保持耳道、鼻腔及口腔的清洁，不可用手挖或堵塞鼻腔和耳道，也不可对鼻腔和耳道滴药和进行冲洗，避免逆行性感染。

◉ 避免咳嗽、打喷嚏、擤鼻涕。保持大便通畅，必要时使用缓泻剂。

◉ 预防性使用抗生素。

◉ 如果患者有寒战、体温升高、头痛等感染征象，及时处理。

> 李先生入院以后一直卧床休息，已经 3 天没有解大便了。李先生说不想解便，家属也跟着说他每天都吃得很少，哪里有什么大便，坚持说不用解。

难道吃得少真的不用解大便吗？

事实上，这个问题并不简单。首先，大便的形成是一个生理过程。无论患者是经口进食还是鼻饲进食，即使进食量不多，未被消化和吸收的食物残渣也会在消化系统中逐渐积累，形成大便。其次，长期卧床的患者，由于活动量减少，消化系统的运作速度可能会减缓，导致大便的形成和排出速度降低。再次，解大便不仅仅是排出排泄物，它还包含了身体对某些有害物质的清除。因此，即使患者没有便意，也不代表身体不需要解大便。

 排便不畅，大便有点干，可以用力解吗？

不可以。用力解大便是使颅内压突然升高的诱发因素，应尽量避免，以防颅内压骤然升降导致颅内积气或加重脑脊液漏。除了避免便秘、用力解大便，还需要避免用力咳嗽、打喷嚏和擤鼻涕等导致腹内压、颅内压增高的动作。

 不适应躺在床上解大便，有什么办法可以解决？

有些时候，出于疾病的需要，患者必须在床上解大便，但很多人不适应这种方式。这个时候，我们可以提前给患者使用开塞露，保留5~10分钟后再使用便盆。平常也可以给患者多吃一些蔬菜类的食物，以增加膳食纤维，或者是口服一些缓泻剂来保证顺利解大便。

 颅内积气有什么危害？

正常情况下，颅内与外界是不相通的。发生颅底骨折时，外界气体可由骨折线进入颅内，形成颅内积气。颅内少量积气可自行吸收，一般不需要特殊治疗；但如果气体量较大，或形成张力性气颅，则可能导致颅内压升高，引起恶心、呕吐、头痛甚至脑疝等症状，此时应考虑进行手术排气。

李先生这几天鼻腔里流水一直没有好转，医生建议行"腰大池引流管置入"来治疗脑脊液鼻漏。如果病情不能缓解，接下来可能还需要进行脑脊液漏口修补手术。一根细细的管子能治好脑部的病吗？

 什么是腰大池引流管？这根细细的管子能治好"漏水"吗？

 　　置入腰大池引流管是治疗脑脊液漏的重要方法，操作简单，创伤小。通过一根细细的管道引流脑脊液，可以使脑脊液外漏的方向转移，保持漏口干燥，利于漏口愈合，减少逆行性颅内感染的可能性。在这期间还可以通过引流监测脑脊液的变化，及时发现和控制颅内感染。

 腰大池引流管置入是大手术吗？手术过程痛苦吗？

 　　腰大池引流管置入是在局部麻醉下进行的腰椎穿刺手术，在床边即可完成。任何手术都会有风险和并发症，腰大池引流也不例外。腰椎穿刺后最常见的并发症是头痛和腰背部疼痛，可采取合适的卧位来缓解。

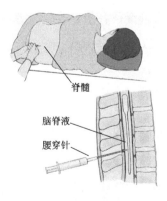

脊髓

脑脊液

腰穿针

腰椎穿刺示意图

腰大池引流期间，需要如何配合？

腰大池引流期间，除了医疗监测与护理外，患者和家属的配合也非常重要。

🔘 避免腰背部剧烈活动，可在医务人员指导下协助患者进行肢体活动。

🔘 保持穿刺部位清洁干燥，不要弄湿，如有渗血、渗液，请告知医务人员。

🔘 请协助观察引流液的颜色、量和性状，如有异常马上告知医务人员。

🔘 患者应避免剧烈咳嗽、用力排便等导致颅内压增高的因素。

🔘 患者及陪护人员不可擅自调节引流管高度和床头高度。

🔘 如患者出现意识障碍，有拔管的风险，可在护士指导下给予适度约束，确保患者安全。

 什么是脑脊液漏修补术？

脑脊液漏修补术是对发生破损的漏口进行修补的一种手术，即通过手术找到破损漏口并进行相应的修补使其不再漏液。

 什么情况下要做脑脊液漏修补术？

对于脑脊液漏经 2~3 周非手术治疗未见好转，脑脊液漏反复发作，因脑脊液漏引发化脓性脑膜炎、鼻旁窦（副鼻窦）炎或中耳乳突炎，脑脊液漏口较大者，需要进行脑脊液漏修补手术。

经过 3 周的治疗，李先生各项检查显示症状消失，恢复良好，因此准备出院。回首这段艰难的日子，他心里充满了感激与希望，也意识到安全与健康的重要性，更加珍惜未来的每一天。关于出院后的工作与生活，李先生还有一些问题。

 颅底骨折能完全恢复吗？

颅底骨折大多数为线性骨折，是稳定性骨折的一种，这种骨折本身是能自行愈合的。但若骨折严重，合并有颅神经损伤，治疗后可能会有颅神经损伤的后遗症，不能完全恢复正常。

 颅底骨折出院后多久能上班？

对于需要上班的患者，如果已经完全恢复，没有头晕、头痛的症状，且工作性质较为轻松，可以在出院后 1 周左右开始工作。但是，如果曾伴有脑脊液漏，工作需要长时间保持低头姿势或者为重体力劳动，建议适当延长休息时间，根据复诊结果确定具体恢复工作的时间。

（六）弥漫性轴索损伤——大面积的脑损伤

一个阳光明媚的周末，小李与朋友们相约去郊外游玩。他们驾驶着一辆四驱车，穿越蜿蜒曲折的山路，路上一片欢声笑语，谁也没有意识到即将发生的悲剧。

此次出游的成员包括小李、小王、小张和小赵。小李是一名经验丰富的司机，而小王、小张和小赵则是他的好友，对四驱车充满兴趣。他们在路上畅谈着各种话题，却忽略了安全问题。当他们行驶至一段险峻的山路时，小李为了炫耀自己的驾驶技术，加速冲向一个陡峭的下坡路面。突然，一只山羊横穿马路，小李紧急刹车，但由于车速过快，四驱车失去控制翻滚起来。

事故发生后，小王、小张和小赵都受了不同程度的伤，而小李则昏迷不醒。他们被紧急送往医院抢救。经过医生检查，小李被诊断为弥漫性轴索损伤。这是一种由于头部受到剧烈撞击而引发的严重脑部损伤，病情凶险，治疗难度大。听到这个诊断结果，小李的家人和朋友们都惊愕不已，无法接受这个残酷的现实。

什么是弥漫性轴索损伤？

弥漫性轴索损伤是重型颅脑损伤，患者伤后会立即出现程度较深、持续时间较长的昏迷，多表现为中到深度昏迷，持续 12 小时以上，合并心率减慢、血压上升、呼吸变慢等改变。

什么样的外伤会造成弥漫性轴索损伤？

弥漫性轴索损伤是一种闭合性脑损伤，形成原因常为较重的颅脑外伤，比如车祸伤、高处滚落伤，造成头颅在外伤过程中急速地旋转、剪切，从而形成弥漫性的脑部损伤。

弥漫性轴索损伤是不是非常严重的脑外伤?

轻度的弥漫性轴索损伤可引起脑震荡,患者主要表现为头晕、恶心,有时可出现呕吐等症状;严重的弥漫性轴索损伤患者则可出现意识障碍,甚至昏迷,严重时可出现死亡。

弥漫性轴索损伤后人会一直昏迷吗?

弥漫性轴索损伤是一种比较严重的脑外伤,苏醒的时间主要是根据损伤的部位、有没有合并其他颅脑损伤来决定:如果与脑挫裂伤合并,可继发脑水肿使病情加重;如果有广泛的轴索损伤,则会出现昏迷;如果脑水肿减轻,同时没有合并其他的颅内损伤,则一般可较快恢复神志。

弥漫性轴索损伤如何治疗?

目前,医学上并没有特效的治疗方法,主要还是应用药物防治脑水肿,以防止出现继发性的脑部损害为主要原则。病情恢复以后,可以进行高压氧以及康复锻炼治疗。

(七) 原发性脑干损伤——受损的"生命中枢"

繁忙的城市中心,一辆急速行驶的摩托车与一辆货车发生了剧烈的碰撞。事故现场一片狼藉,空气中弥漫着刺鼻的汽油味和烧焦的味道。

摩托车驾驶员小李被强大的冲击力甩出了几米远,倒在地上无法动弹。他的头部重重地磕在了路边的石阶上，鲜血顺着他的额头流下，染红了衣领。小李的眼睛紧闭，呼吸微弱，四肢无力。见此情景，路人急忙拨打了急救电话。

在等待急救人员到来的过程中，路人发现他的一些症状：他的瞳孔不等大；呼吸不规则，时快时慢；四肢温度下降，脉搏细速。不久，救护车赶到了现场。医护人员迅速进行了初步检查，确认小李的症状后，立即实施了一系列紧急处理措施：稳定他的呼吸、控制出血、保持体温。他们还与附近的医院取得了联系，详细描述了小李的症状和状况，以确保他得到最好的救治。

小李迅速被救护车送往了医院。在急诊室里，医生们已经做好了准备。CT 扫描提示，小李的脑干受到了损伤，医生们立即为他进行了气管插管，并实施手术。经过数小时的紧张操作，手术终于顺利完成。小李被送入重症监护室进行观察。在医护人员的精心照料下，他的生命体征逐渐稳定下来。

脑干损伤严重吗？

脑干掌管着人类的生命中枢，控制着心跳、呼吸、运动、感觉和觉醒等关键功能，一旦受损，后果不堪设想。

哪些外伤情况可能导致脑干损伤？

脑干损伤通常是由外力直接作用于头部所致。当头部侧方着力时，脑干可被同侧小脑幕游离缘挫伤；当前额部着力时，脑干可因撞击主干斜坡而形成挫伤；当出现坠落伤时，头顶部先着地，会引起脑干的牵拉损伤；当出现后仰跌倒时，枕部先着地，可直接引起脑干挫伤；当头部处于旋转状态时，脑干会遭受牵拉和扭转，导致损伤。

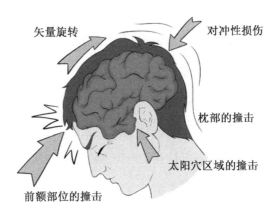

可导致脑干损伤的外伤情况

如何现场判断外伤是否导致了脑干损伤？

● 意识障碍：受伤后立即出现意识障碍是脑干损伤的典型症状之一，表现为昏迷，且昏迷时间长，可持续数日或数月。

● 呼吸紊乱：表现为呼吸快，继之深、慢，最后出现病理呼吸至停止。当脑干损伤累及延髓心血管运动中枢时，则出现脉搏弱、快或慢，心律失常，血压低等症状。

● 瞳孔变化：中脑损伤患者，会出现眼球固定，瞳孔大小、形态变化无常，对光反射消失。当脑桥损伤时，会出现针尖样瞳孔，而且瞳孔对光反射消失。当延髓损伤时，会出现瞳孔缩小、上眼睑下垂、同侧面部无汗等。

原发性脑干损伤急性期如何治疗？

原发性脑干损伤的治疗原则为控制和减轻脑干水肿，脱水剂、激素在脑干损伤后 1 小时内给药效果最好。若患者持续昏迷，且有呼吸困难、呼吸道分泌物增多的症状，应立即行气管切开术。如果脑干损伤合并颅内血肿时，应清除血肿或行减压手术，争取在继发性脑干损伤出现前解除脑部所受压迫，紧急情况下可进行钻孔引流以缓解颅内高压。

 原发性脑干损伤什么情况下需要进行开颅手术？

开颅手术适用于颅内血肿引起中线结构移位和初期脑疝、脑干受压迫的患者，开颅手术可以进行直视下的血肿清除，阻断继续出血并解除压迫。

 原发性脑干损伤为什么早期要实施气管插管或气管切开？

因为脑干损伤时容易出现呼吸紊乱甚至呼吸衰竭，及时行气管插管或气管切开，能保持气道通畅，有效减轻或预防呼吸紊乱对机体造成的影响。

 原发性脑干损伤治疗效果如何？

脑干损伤的死亡率较高，若不接受正规治疗，病情会很快恶化。但如果度过急性期，患者生存的可能性会大大增加。经治疗后，大部分患者可恢复清醒，不易复发，但身体功能障碍恢复较难，对患者寿命及生活质量有一定影响。

昏迷患者睁眼就是醒过来了吗？（电视剧里都是这样演的啊！）

 电视剧的内容不等于生活，很多情况下昏迷患者能够睁眼，也可以眨眼，看上去清醒，但不能沟通交流，四肢不能活动，大小便失禁，我们常常称之为"睁眼昏迷"，需要长期照料。

八 脊髓损伤——受伤的"龙骨"

那是一个阳光明媚的早晨，李强骑着他的电瓶车，满怀期待地前往市中心。他的心情非常好，因为他刚刚获得了一份梦寐以求的工作。他穿行在熙熙攘攘的人群中，感受着城市的繁华与活力。

突然，一场车祸毫无预警地发生了。李强的电瓶车被一辆失控的货车撞倒，他瞬间飞出了几米远，重重地摔在地上。他的颈部传来一阵剧痛，仿佛有无数根针刺在上面。他试图起身，却发现自己无法动弹，甚至连声音都发不出来。周围的行人纷纷围了过来，有人拨打了急救电话。不久，救护车赶到了现场，将李强紧急送往医院。在医院的急诊室里，医生们迅速展开了救治。经过初步检查，诊断为颈髓损伤。这种损伤会导致感觉和运动功能受到影响，严重的话甚至可能导致瘫痪。

李强听到这个消息后，心中五味杂陈，他感到害怕、无助，但更多的是坚定和勇敢。他知道，自己必须积极配合医生的治疗，争取早日康复。

　　脊柱是我们中国人所称的"龙骨"，在支撑人体上居于首屈一指的地位。人体脊柱共有 30 块椎骨，颈椎 7 块，胸椎 12 块，腰椎 5 块，骶椎 5 块，尾椎 4 块合成 1 块。每 2 块椎骨之间有椎间盘和关节相连，椎骨表面被前纵韧带、黄韧带、后纵韧带覆盖，周围有肌肉和血管围绕。

　　脊柱是人体的中轴，最重要的作用就是支撑人体，就像衣服架子一样，撑起头部、胸部、上肢、腹部等部位的重量。第二个重要作用是运动，椎骨之间的椎间盘和椎弓有椎间关节，可以使脊柱进行前屈、后伸、侧屈和旋转等运动。第三个作用就是保护，脊髓在椎管内受脊柱保护，而且脊髓发出的 31 对脊神经从椎间孔出椎管，也受到脊柱保护。

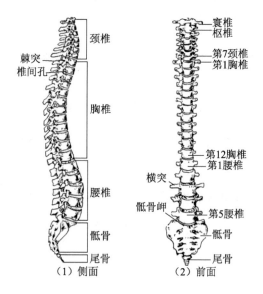

脊柱示意图

脊髓有什么作用？

 脊髓就像一条长长的电缆，藏在我们的脊椎骨里。它接收来自身体各个部位的感觉信息，比如手摸到热水时会有烧灼感，脊髓把这些信息传递给大脑，大脑就会理解这些感觉，告诉你这是烫感。大脑也会通过脊髓发送指令给身体，比如当你想要抬起手臂时，大脑就会发送一个指令给脊髓，脊髓再把这个指令传递给手臂的肌肉，让手臂抬起来。正因为大脑和脊髓一起工作，才让我们能够感知外界，也能够控制身体的动作。

 如何看懂椎体的英文字母？

 医生常用英文字母代表不同部位的椎体，椎体示意图上 C 代表颈椎，T 代表胸椎，L 代表腰椎，S 代表骶椎。

 如何认识脊髓神经支配的体表区域？

 根据图示，可以清晰、明白地找到脊髓神经支配的区域，了解是哪个节段出现了问题。

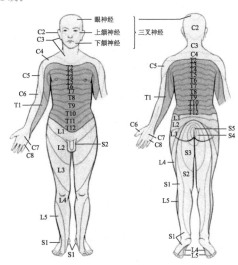

脊髓神经支配区域示意图

医疗上说的感觉，仅仅是指疼痛的感觉吗？

人类通过各种感觉系统与外界保持联络，医学上说的感觉包括浅感觉和深感觉。浅感觉顾名思义，就是皮肤表面的感觉，包括痛觉、温度觉和触觉。深感觉是指来自肌、肌腱、韧带、骨和关节等机体深层结构的感觉，包括位置觉、振动觉、运动觉。当脊髓损伤时，损伤节段支配区域内的感觉会出现异常。

脊髓损伤是怎么造成的？

脊髓损伤是由脊柱骨折或骨折脱位造成的，常见于交通事故、高处坠落、重物撞击腰背部等情况，小儿脊柱活动度过大、枪伤、切割伤、刺伤也容易导致脊髓损伤。高龄人群行动不便，如出现摔倒这样的轻微外伤也可能导致脊髓损伤。

颈髓损伤后有哪些症状？

颈髓损伤如果不及时处理，可能会产生许多问题。首先，四肢可能会感到无力，感觉像是"不听使唤"。其次，手、脚或躯干可能会失去温度觉和触觉，甚至可能出现大小便失禁。颈髓损伤还可能导致呼吸问题，特别是在严重的情况下，可能会出现呼吸困难，甚至需要呼吸机辅助。

可疑脊柱损伤时，如何进行搬运？

在现场急救和搬运脊柱（脊髓）损伤患者的过程中，掌握正确的搬运方法对防止损伤加重有极其重要的意义。据统计，继发于脊柱损伤的神经功能损害中，25%是由搬运不当引起的。

正确搬运脊柱损伤患者的方法：应由 3 人位于患者的一侧，同时将患者水平抬起，放在木板上；若有颈椎损伤，施救者应双手托住患者下颌及枕部，保持颈部中立位，并尽快送到专科医院，切忌一人或两人将伤员屈曲搬运。在有条件的地区，可由救护车或直升机运送患者。

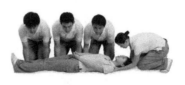

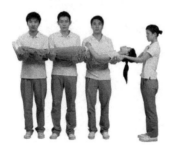

脊柱损伤患者的搬运方法

 什么是脊髓休克？严重吗？

在损伤急性期，脊髓可能因为丧失中枢神经系统的控制而处于休克状态，即不能正常发挥功能，包括感觉、运动和反射，导致大小便功能障碍；在急性期后，损伤会逐步恢复。一般来说，动物进化程度越高，恢复越慢，所以对人类来说，脊髓休克期的恢复较慢。部分简单反射，如膝腱反射恢复相对较快；特殊反射，如排便和性功能恢复相对较慢。

急性脊髓损伤的治疗原则是什么？

 急性脊髓损伤患者的治疗包括急救、搬运及脊柱骨折、脱位的处理。治疗原则是在保证生命安全的前提下，防止病情加重，力争恢复或改善脊髓功能，并积极预防和治疗并发症。

脊髓损伤如何进行康复训练?

脊髓损伤需要早期进行康复训练，如定时改变体位，每天进行皮肤擦拭，进行呼吸训练，关节被动活动等。重度挛缩者可进行关节活动度训练，包括主动辅助活动、徒手矫正、伸张运动。长期康复训练可采用抬举训练、起立训练、移动训练等来强化训练躯体和四肢的功能。

 脊髓损伤康复治疗潜力如何?

脊髓损伤的患者有强大的恢复潜力。一般来说，早期恢复的过程在数天到 6 个月内完成；其后的 2 年左右，患者也可以有进一步恢复的机会。若患者出现远端肢体的早期活动，如脚趾的主动活动，往往预示良好的恢复潜力。感觉正常部位的运动能力恢复的可能性超过 50%。积极参加功能锻炼是恢复最重要的因素，如果能得到有效防治及良好的康复治疗，患者则可以长期存活，并且能坐、立、行，甚至参加工作。

第三章

心路历程——坚定走好康复之路

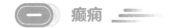 癫痫

　　我曾经遭遇了一场严重的车祸，导致脑外伤。经过漫长的治疗和康复，我终于重新站了起来。那段时间，每一天都仿佛在与死神抗争，我不断地告诉自己：不能放弃，一定要活下去。在家人、朋友和医生的关心与支持下，我最终战胜了病魔，重返正常的生活。

　　就在我以为一切都在往好的方向发展时，一次癫痫发作改变了我的人生轨迹。那是一个普通的午后，我走在马路上，突然失去了意识。当我醒来时，发现自己躺在陌生的地方，周围是一群关心我的陌生人。他们告诉我，我刚才在马路上发生了癫痫，是他们及时发现并帮助了我。

　　得知自己患有癫痫后，我并没有被这个突如其来的打击击垮。我积极地寻求治疗，与医生深入沟通，了解这个疾病。在医生的建议下，我开始服用抗癫痫药物，同时配合心理治疗和放松训练。在家

人和朋友的鼓励下，我勇敢地面对了自己的问题。

治疗过程并非一帆风顺，有时我会因为药物的副作用而感到不适，有时我会因为治疗没有明显效果而感到沮丧。但每当我遇到困难时，我都会想起那些关心我的人，是他们给了我勇气和力量。

通过这次战胜癫痫的经历，我深刻地体会到了生命的脆弱与坚韧。人生总会有坎坷与挑战，但只要我们勇敢地面对，积极地寻求帮助，就一定能够战胜困难。这次经历也让我更加珍惜生命中的每一天，更加懂得感恩与回报。

现在的我，已经完全康复，重新找回了昔日的自信与笑容。我相信，只要心中有爱、有光，我们便能够战胜生活中的一切困难与挑战。愿每一个身处困境的人都能找到自己的力量，勇敢地走出阴霾，迎接美好的未来。

 为什么脑部外伤后会发生癫痫?

当脑部受到外伤后，大脑中的神经元受到损伤，会发生紊乱，出现异常放电，从而引起癫痫发作。一般脑外伤以后癫痫的发生率有 5% ~ 50%。

 癫痫有哪些表现?

- 发呆失神、凝视、反复快速眨眼。
- 肌肉不自主地抽动。
- 失去意识、摔倒。
- 睡醒后异常困倦和易怒。
- 记忆空白。
- 茫然行为，不知道干什么。

什么情况下癫痫需要及时送医治疗？

癫痫发作的类型多种多样，如果是某些并不严重的类型，患者可以在发作过后择期就诊。但如果患者具有以下情况，需要迅速到急诊科就医：癫痫发作的时间持续 5 分钟以上；癫痫发作停止后，患者的呼吸和意识未恢复正常；一次癫痫发作后，紧接着又发生了第二次癫痫；发热，或者发生高热惊厥；怀孕；患有糖尿病；癫痫发作时受伤。

 癫痫有哪些诱发因素？

诱发因素与癫痫的发生具有很强的关联性，其单独存在时不会引起癫痫发作，但在特定情况下会诱发或加剧癫痫的发生。主要有以下四种相关因素。

◉ 内分泌相关因素：有些女性的癫痫发作与月经期有关，有些与孕期有关，还有一些与激素有关。

◉ 睡眠相关因素：很多癫痫患者仅在睡眠中发病，如果睡眠不足，也可能加重癫痫的发病程度。

◉ 遗传相关因素：有些癫痫可能与遗传有关。研究发现某些基因与癫痫相关，在一些家庭中，也确实发现了家族聚集现象，但癫痫的遗传风险还是非常低的。

◉ 年龄相关因素：某些癫痫类型集中发生在儿童群体中，当患儿成年后，这类癫痫即会自行缓解。

什么是癫痫大发作？

癫痫大发作也叫作癫痫全面性发作，主要的特征是突然丧失意识，并且全身抽搐。发作之前通常没有任何的先兆症状，只要病情一发作，患者就会立即丧失意识，并大叫一声跌倒在地，紧接着四肢和躯干出现伸性强直或角弓反张，大约持续 10~20 秒，之后变成间歇性的痉挛，痉挛持续 1~2 分钟突然停止，患者的面色由苍白转为发绀，甚至还会出现大小便失禁。

 如果在生活中遇到了癫痫大发作的情况，应该如何处理？

● 把患者移到安全区域，移开周围锐器、硬物，在头顶部垫上柔软物体，避免围观，给患者留出空间。

● 帮患者摘下眼镜、项链，解开颈部过紧的衣扣，保持呼吸畅通，不要往患者口中放任何物品，避免按压人中。

● 不要摇晃患者或者强行按压患者身体，将患者侧卧，便于口中分泌物流出，防止舌头后坠堵塞呼吸道。

● 在患者发作期间，待在患者身边，直到他们结束发作并恢复意识，告知他发生了什么再离开。

 服用抗癫痫药有哪些注意事项？

● 通过医务人员讲解，患者及家属了解长期乃至终身服药的意义，使用药物常见的不良反应及需要注意的事项等。比如，能不能停药，什么时候停药……这些要根据所患病种、发作得到控制的时间和减量后的反应情况等来判定，不要自己减量、停药、换药，要在医护人员的指导下增减剂量、停药。

为了减轻胃肠道反应，抗癫痫药物应在饭后服药。

定期到医院复查血、尿常规及肝、肾功能，在服药过程中，对血药浓度进行监测，定期对有关项目进行复查，以便及时发现肝损伤、神经系统损害、智力和行为改变，以及其他严重不良反应。

生活中如何避免癫痫发作?

生活规律、准时休息、睡眠充足，忌熬夜、疲惫等。

饮食以清淡为主，多吃水果和蔬菜，忌食辛辣刺激之类的食物，戒除烟酒。

忌服含有咖啡因和麻黄碱的药品。

遵照医嘱，坚持长期、定时用药。

病情尚未得到控制时，严禁驾车、游泳和登高，避免高空作业。

癫痫能治好吗?

有25%的癫痫患者可以不经治疗自发缓解，有50%的患者在接受正规治疗后终生不再发病。因此，大多数患者不需要长期服药即可控制病情。此外，大多数抗癫痫药都有不同程度的副作用，但通常而言，不会对寿命造成影响。不过，一定要警惕癫痫发作时可能发生的意外事件，因为有些意外事件很可能会危及生命。

二 谵妄

王大爷年逾古稀，退休前是一所大学的教授。他气质文雅，在街坊邻里中人缘很好。不久前，王大爷因为不小心跌倒导致脑出血，在经医院治疗出院后，他像变了一个人似的，整天面无表情，一副闷闷不乐的样子。同时，他还出现了一些其他症状，比如：乱发脾气，在家大吼大叫；白天关门睡觉，晚上出门溜达；时常忘记关水龙头，上厕所忘记冲；走路跌跌撞撞，无法平衡，好几次还差点摔伤。近几天，王大爷出现了更奇怪的症状：早晨思路清晰，与人交流时和颜悦色；中午感到无力，反应迟钝；晚上则是糊里糊涂，不知道自己身在何处，也不认识老伴和孩子，还会大喊、走动、乱比画。经医生诊断，王大爷患上了"谵妄"。

 什么是谵妄？

谵妄又被称为急性脑病综合征，它的特点为起病急、症状多变。患者常会出现意识不清、集中注意力困难等症状，且在老年人中较为多见。

 哪些人是谵妄的高发人群？

有多种脑部疾病、动过手术、存在外伤、患有高血压者及老年人是谵妄的高发人群。

谵妄有哪些表现?

- 意识不清：意识清晰度下降，严重时甚至会出现昏迷。
- 定向障碍：不认识人，不记得时间，不知道自己在哪里。
- 感觉障碍：对光线和声音敏感，并出现幻觉，如将挂起来的衣服误认成"鬼"、听到有人喊自己名字（实际没有）等。
- 注意障碍：注意力不集中，容易被环境中的刺激因素干扰。
- 记忆损害：刚刚发生的事情很快就会忘记。
- 语言障碍：不会写字、胡言乱语、找词困难；患者知道某个物品的作用，但叫不出名字。
- 思维形式障碍：答非所问，前言不搭后语，让人难以理解。
- 思维内容障碍：疑神疑鬼，认为有人跟踪、监视、谋害自己。
- 情感障碍：焦虑、恐惧、抑郁、愤怒、躁动不安。
- 行为紊乱：活动减少或增多，不自主地抖动、伸展。
- 睡眠紊乱：昼夜颠倒，白天嗜睡，夜晚兴奋。

患者出现谵妄时应该如何照顾?

患者出现谵妄时，需要家属专人陪伴，除了保证环境安全并预防意外伤害外，还需要帮他逐渐建立正常的生活规律，恢复认知能力。比如，经常提示患者时间、地点，帮助患者识别陌生环境，还可经常让患者看一看窗外，看一看时钟、日历等。在室内摆放患者熟悉的照片，播放他喜欢的音乐，有助恢复认知。

在与患者聊天时，要有耐心，让患者感到温暖与安全。

 谵妄能治好吗?

多数谵妄是短时间发作，几小时、几天会逐渐消除，只有少数老年人及多病、存在基础疾病的患者会转换为慢性状态，谵妄可以持续长达半年甚至更久。谵妄是有发生原因的，随着背后原因的去除，谵妄症状会完全消失，治愈的程度取决于能否快速找到病因，然后得到治疗。

三 便秘

我从前是一个精力充沛、身体健康的人，直到那场车祸改变了一切。车祸导致我脑部严重挫伤，经过一段时间的恢复，我现在在家中慢慢康复。然而，这个过程并非一帆风顺，其中最让我痛苦的就是便秘问题。

一开始，我以为这只是暂时的，可能是由药物副作用或是卧床休息导致的。然而，随着时间的推移，便秘的情况并未得到改善，反而越来越严重。每天早上醒来，我的第一件事就是期望肚子能舒服一些。可是每次排便都痛苦不堪，有时候甚至需要花费数小时。我渐渐变得焦虑和沮丧，感觉自己无法摆脱这个困境。

直到有一天，我遇到了一位医生，他告诉我这些症状可能是脑部受伤引起的肠道功能紊乱。他推荐了一些生活小窍门，还有一些药物和腹部按摩手法，我开始按照建议进行排便训练。起初，我并没有抱太大的希望，但渐渐地，我发现自己的肠道功能开始有了改善。

虽然便秘的问题还没有完全解决，但我已经看到了希望。

　　这段经历让我深刻地认识到身体健康的重要性。尽管我现在还在康复中，但我相信只要持之以恒地努力，我一定能够克服这个困难。希望我的经历能够给那些同样遭受脑部损伤和便秘困扰的人带来一些启示和勇气。

怎样判断是不是出现了便秘？

　　便秘表现为大便次数较少，通常一周不足三次，并伴有排便困难和大便干燥。需要结合粪便的性状、患者本身排便习惯做判断。大家可以通过"布里斯托大便分型"来参考、分辨。

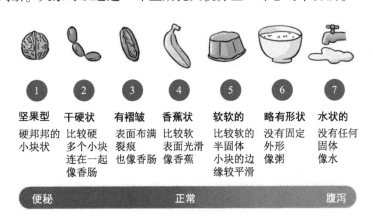

①	②	③	④	⑤	⑥	⑦
坚果型	**干硬状**	**有褶皱**	**香蕉状**	**软软的**	**略有形状**	**水状的**
硬邦邦的	比较硬	表面布满	比较软	比较软的	没有固定	没有任何
小块状	多个小块	裂痕	表面光滑	半固体	外形	固体
	连在一起	也像香肠	像香蕉	小块的边	像粥	像水
	像香肠			缘较平滑		

便秘	正常	腹泻

布里斯托大便分型

便秘对人体有哪些危害？

　　● 加重心脑血管疾病的发生：便秘伴心脑血管疾病的高龄患者，大便时用力过大会使血压增高，机体耗氧量升高，极易引起脑出血、心绞痛、心肌梗死等。例如，有的脑出血患者可因为用力排便致使脑出血再次发生。

🔘 胃肠神经功能紊乱：粪便潴留，机体吸收有害物质，引起胃肠神经功能紊乱而致食欲缺乏、腹部胀满、嗳气、口苦、肛门排气多等症状。

🔘 肠梗阻：粪便长时间停留在肠道，导致粪便中的水分被吸收，粪便越来越干硬，形成"粪石"，长期积存于肠腔，导致急性或慢性肠梗阻。

🔘 引发肛肠疾患：便秘时排便困难，粪便干燥，引起肛裂、痔疮等。

哪些情况下容易发生便秘？

🔘 饮食因素的影响：受疾病影响，患者进食量少，食物残渣对肠壁产生的刺激减弱，肠蠕动减少，引起便秘。或是饮水量不足，进入大肠内的水分少，肠液分泌减少，引起便秘。部分患者，饮食过于精细，含植物纤维少，致使粪便在肠道内移动缓慢，大便干燥，引起便秘。

🔘 长期卧床：长期卧床的患者可因胃肠道蠕动变慢而引起便秘。

🔘 药物影响：作用于中枢神经系统及胃肠道的阿片类药物，能够抑制胃肠蠕动，使肠道张力下降，从而导致便秘。有些使用肠内营养液的患者，因摄入纤维素不足，也可能发生便秘。

🔘 心理因素的影响：患者由于疾病本身的不适而焦虑、紧张，增加盆底肌紧张度，从而引起排便时耻骨直肠肌运动不协调，导致便秘。

发生便秘，应怎样处理？

- 合理膳食，增加纤维素和水分的摄入。
- 在病情允许的范围内适当增加活动，以促进肠蠕动。
- 建立良好的排便习惯，结肠活动在晨醒和餐后最为活跃，建议患者在晨起或餐后 2 小时内尝试排便，排便时注意集中精力，减少外界因素的干扰。
- 服用预防便秘的缓泻剂。

 日常生活中如何预防便秘？

- 养成良好的排便习惯：需要养成排便时间上的节律性，在每天固定的时间进行排便，一般在晨起或餐后 2 小时内尝试排便效果为佳。注意保护患者的隐私，如厕时减少干扰和催促。
- 通过饮食调节：指导患者多进食富含维生素 A、维生素 C、维生素 E 的蔬菜水果，以及含粗纤维的糙米和全麦食品等，以促进肠蠕动，同时多饮水，以减轻便秘的症状。
- 适当增加活动量：鼓励患者根据自身情况制订合理的运动计划，劳逸结合。卧床患者可在腹部从右至左沿肠道走向进行按摩，也可以促进肠蠕动。
- 药物干预：如果症状改善不明显，可以用一些通便的药物，比如开塞露、番泻叶等。

　　我从未想过，一场意外的颅脑损伤会将我推向卧床不起的境地。自从那次事故后，我的生活仿佛被按下了"暂停键"。卧床不起的日子里，时间流逝得异常缓慢。除了每日的康复训练和药物治疗，腹泻成了我最大的困扰，那种无法控制的腹部疼痛和频繁地如厕，让我倍感疲惫和挫败。

　　一开始，我以为这只是暂时的反应，会随着身体的恢复而逐渐好转。但随着时间的推移，腹泻不仅没有减轻，反而愈演愈烈。每一次腹痛来袭，我只能在床上蜷缩着身体，默默忍受。那种无助感让我感到心灰意冷。

　　在家人和医护人员的鼓励下，我开始了漫长的治疗过程。他们告诉我，颅脑损伤可能导致肠道功能紊乱，进而引发腹泻。为了缓解症状，我尝试了各种药物、饮食调整和肠道护理措施。我开始严格控制饮食，避免刺激性食物，尽量保持饮食清淡、易消化。医护人员也为我提供了专业的肠道护理指导，帮助我更好地应对腹泻问题。

　　在这个过程中，我开始用笔记录下每一天的感受。每一次腹痛、每一次如厕的痛苦、每一次心里的挣扎都成为我笔下的故事。这些文字成为我宣泄情感、寻找共鸣的出口，也见证了我与腹泻斗争的点点滴滴。

 什么是腹泻?

　　一般人正常每日排便 1 次，也有人每日排便 2~3 次或每 2~3 日排便 1 次，粪便的性状正常，平均每日排出粪便的重量为

150~200 克，含水量为 60%~75%。腹泻是指排便次数明显超过平日习惯的频率，粪质稀薄，水分增加，平均每日排便量超过200 克，或含未消化食物、脓血、黏液。

 什么样的腹泻需要立即就医?

腹泻伴有发热、呕吐、腹部剧烈疼痛，或在大便时出现脓血便、黑便，或大便次数过多时，均需要及时就医。

 颅脑损伤的患者什么情况下容易发生腹泻?

在颅脑损伤的早期，强烈的创伤会导致胃肠道功能紊乱，患者容易发生消化、吸收不良，导致腹泻；在治疗过程中，大剂量、长时间地使用广谱抗生素，会导致肠道菌群紊乱，易引发腹泻；另外，如使用胃肠动力药物、制酸剂等，也会导致腹泻发生。居家康复的颅脑损伤人群可因喂养速度过快、食物污染、食物脂肪含量过高等问题发生腹泻。

 发生腹泻了应该怎么办?

勤观察：观察大便的性状、黏稠度、气味、次数、量及腹痛的规律等。观察患者是否有皮肤弹性差、眼窝凹陷、口干等脱水症状。

及时就医：如患者出现脱水症状，需要及时就医，及时纠正血容量不足和电解质紊乱。

饮食调节：宜进少渣、低纤维食物，避免吃易产气的食物，如糖类、豆类、碳酸饮料；避免食用除酸奶外的乳制品；避免摄入刺激性食物和饮品，如辣的食物、咖啡和酒；避免生食；进食富含营养、有足够热量、含钾量高的流质或半流质饮食，以满足机体代谢的需要。对于使用医用营养液喂养的患者，可降低喂养速度或更换相适应的营养液种类。

多饮水和补充电解质：腹泻期间，鼓励患者多饮水，每日 3000 毫升以上，并及时补充钾、钠等电解质。

皮肤护理：注意肛周皮肤有无潮红、糜烂，及时清除粪便，保持肛周皮肤清洁、干燥和舒适；大便后用湿布轻柔蘸洗肛周皮肤，必要时涂抹鞣酸软膏；穿棉质松软的内衣，减少衣物对皮肤的摩擦。

腹泻期间应该怎样正确喝水？

腹泻患者由于大量排便而导致身体严重缺水以及电解质紊乱，此时必须补充大量水分，还有氯化钠、氯化钾和葡萄糖。如果单纯饮水，可能导致电解质失衡，诱发机体功能紊乱。电解质是可以在药店里购买到的，超市里也可以购买到电解质水。

用市场上购买的湿纸巾擦拭肛门是不是很方便？

不要使用市场上购买的湿纸巾擦拭肛门，因为湿纸巾上都含有化学成分，会对脆弱的皮肤造成二次损伤。可以使用柔软的毛巾蘸温水擦拭肛门，市场上的干湿两用巾也是不错的选择。如手边只有湿纸巾，可以将湿纸巾放入温水中涤荡一下，把化学物品清除后再擦拭肛周。

肛门红了，是不是可以撒一些爽身粉保持清爽？

避免在肛门周围使用爽身粉，直接擦爽身粉可能会使粉尘进入人体内，或在遇水后形成颗粒物，从而引发肛门处的炎症。另外，爽身粉的主要成分是滑石粉，滑石粉中含有铅元素，如果直接将爽身粉擦到肛门处，铅元素可能会进入人体，长期积累会对人体消化系统、神经系统造成危害。还有，爽身粉具有润滑、覆盖功能，能黏附在皮肤上吸收皮肤水分，但如果直接撒到肛周，爽身粉则可能堵塞毛孔，引发炎症。所以，请不要将爽身粉撒在肛门周围，可以在温水清洁干燥后，涂一些乳霜以保护皮肤。

 氧化锌软膏适合什么时候用？

氧化锌软膏具有收敛、抗菌、滋润、保护、干燥皮肤的作用，常用于小面积、轻度的烧烫伤，以及亚急性皮炎、湿疹、痱子、溃疡和肠瘘周围的皮肤保护。在腹泻的早期，肛周皮肤没有发生红肿、破损时，涂抹氧化锌软膏可以起到保护肛周皮肤，同时隔离粪便的作用。但缺点是不易清洗，反复多次涂抹会增加皮肤负担。而且，一旦皮肤出现发红、破损时，禁止使用氧化锌软膏。

 什么是失禁性皮炎？

失禁性皮炎是指暴露于尿液和/或粪便所造成的皮肤损伤，是一种发生在大小便失禁患者身上的接触性刺激性皮炎，任何年龄阶段均可发生，其影响的皮肤范围不限于会阴部位。

 什么情况下会出现失禁性皮炎？

尿液和/或粪便会使角质层细胞肿胀并破坏角质层结构，使皮肤易发生摩擦而受损，从而加重皮肤炎症。同时，尿液中的尿素可转化成氨，使皮肤的 pH 升高，粪便中的酶也会破坏皮肤角质层等。抗生素的使用、不恰当的失禁处理等也会导致失禁性皮炎的发生。

 失禁性皮炎有什么症状和表现？

 失禁性皮炎的表现主要包括皮肤红斑、皮温升高、皮肤破损、继发感染、局部不适等。

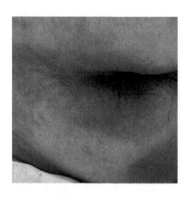

失禁性皮炎

 失禁性皮炎的范围有多大？

失禁性皮炎影响的皮肤范围不仅仅限于会阴（肛门与外阴或阴囊之间的部位），尿失禁会影响女性大阴唇或男性阴囊的褶皱，以及腹股沟褶皱；大便失禁首先会影响肛周部位的皮肤，如臀裂和臀部，进而可向上延伸至骶尾部和背部，以及向下延伸至大腿后部。

怎样预防和处理失禁性皮炎?

○ **处理失禁**：首先要明确失禁发生的原因，针对病因采取措施，中断尿液和粪便对皮肤的刺激，同时采取营养、液体摄入管理、训练如厕技巧等行为干预，以及应用成人纸尿裤之类的吸收性失禁产品等护理措施。

○ **局部清洗**：目的是清除尿液或粪便。为避免皮肤长期受大小便刺激，需要尽早进行皮肤清洁，减少危险因素。会阴皮肤清洁主要包括清洁剂、清洗工具的选择和清洁力度。在每次失禁之后使用温凉清水和柔软的毛巾来清洗皮肤，在清洁时避免用力过度，以擦拭为主。建议至少每日1次或每次大便失禁之后清洗皮肤。

○ **保护皮肤**：目的是避免或尽量减少皮肤暴露于尿液或粪便的情况和皮肤摩擦。对于皮肤干燥的患者而言，皮肤保湿能提高皮肤含水量，增加皮肤的保湿屏障，降低撕脱伤的发生率。皮肤保护剂的作用是在皮肤上形成一层密闭或半透性的保护膜，为皮肤提供一层保护屏障。目前皮肤保护剂主要有凡士林油膏、二甲硅油膏、氧化锌软膏和液体敷料，可在医务人员指导下使用。

（五） 外伤后面瘫

我曾因脑外伤而导致面瘫，整个治疗过程充满挑战。

起初，我的脸部肌肉僵硬，嘴角歪斜，连基本的微笑都变得困难。医生解释说，这是由于脑外伤影响了面部神经。为了恢复，我开始了漫长而细致的治疗。物理治疗包括面部按摩和针灸，开始时有些痛苦，但渐渐地，我感觉到脸部肌肉的微弱活动。同时，我也在医生的指导下进行康复训练，从基本的面部肌肉锻炼到表情控制，每一步都需要耐心和坚持。心情也随着治疗的进展而变化，从开始的沮丧到后来的充满希望。我明白，治疗的过程不仅是身体的康复，更是心灵的疗愈。

如今，虽然我的面部表情还未完全恢复，但我已经能够自然地与人交流。这段经历让我更加珍惜每一天，也让我学会了从困难中寻找力量。

外伤后为什么会发生面瘫?

外伤会导致面神经损伤，面神经所支配区域的感觉、运动功能都会受到影响，从而导致面瘫发生。

面瘫有什么表现?

面瘫多表现为患侧面部表情肌瘫痪，前额皱纹消失、眼裂扩大、鼻唇沟平坦、口角下垂，在微笑或露齿时口角下垂及面部歪斜更为明显。患者不能对称性做皱额、蹙眉、闭目、鼓气和噘嘴等动作；鼓腮和吹口哨时，因患侧口唇不能闭合而漏气；进食时，食物残渣常滞留于患侧的齿颊间隙内，并常有口水自患侧淌下。

面瘫患者生活中应该如何促进康复?

 ● 饮食照顾:患者由于咀嚼不便常出现饭菜滞留在患侧口腔的情况,有的患者因此就相对减少进食量。患者和家属须了解相关知识,从少量食物开始,将食物放在健侧舌后方细嚼慢咽。因进食时食物常常滞留于患侧齿颊之间,家属可督促或协助患者饭后及时漱口,保持口腔清洁。

● 眼部护理:由于患者出现眼不能闭合或闭合不全,尤其是睡眠时角膜长时间暴露,很容易导致暴露性角膜炎,因此急性期应减少户外活动,避免风沙,保持眼部清洁。睡前用眼罩掩盖患眼或涂抹眼药膏,预防眼睛干涩不适及角膜感染。避免长时间看书、看电视、使用电脑等。

● 康复治疗:日常采取热敷的方法促进血液循环。另外,中医针灸、高压氧治疗都是可以选择的方法,须在医疗机构内实施。

面肌训练康复操怎么做?

用手掌于患侧面部打圈按摩,每日 3~4 次,每次 10~15 分钟。患侧面肌开始恢复时,指导患者对镜进行患侧面肌的肌力训练,以训练表情肌为主,做张嘴、努嘴、鼓腮、示齿、抬眉、皱眉、睁眼、闭眼等动作,功能康复训练每次约 20 分钟,每日 1 次,直至最终康复。

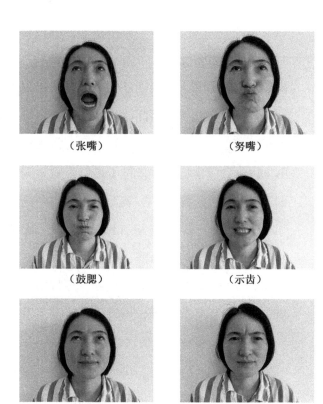

（张嘴）　　　　　　　　（努嘴）

（鼓腮）　　　　　　　　（示齿）

（抬眉）　　　　　　　　（皱眉）

面肌训练康复操

（六）肠内营养（鼻胃管喂养）

　　自从父亲因外伤性脑干损伤陷入长期昏迷以来，我和家人就面临着严峻的挑战。出院后，父亲需要长期胃管喂养，而其中的门道，我知之甚少。为了更好地照顾他，我急需得到一些专业的指导。

　　父亲每日需要的热量是多少？选择哪些食物更合适？如何确保胃管通畅？如何定期清洗胃管？喂食时应该采取怎样的姿势以减少误

吸的风险？食物的温度该如何控制？如何观察父亲对喂食的反应？如何保持居家环境的清洁卫生？如何记录喂食情况以便追踪？如何与医生保持沟通以获得最新建议？

这一系列问题困扰着我，我不得不寻求专业人士的帮助。在与医护人员的交流中，我学到了许多实用的知识和技巧。现在，我已经能够熟练地计算每日所需热量，选择合适的食物，定期清洗胃管，调整喂食姿势，控制食物温度，观察父亲的反应，保持环境卫生，记录喂食情况，并与医生保持定期沟通。

尽管父亲仍处于昏迷状态，但通过我的精心护理和医护人员的专业指导，我相信他会得到充足的营养和良好的照顾。这段经历也让我深刻认识到，护理昏迷病患不仅需要耐心和关爱，更需要具备专业知识和技巧。在未来的日子里，我会继续努力学习，提高自己的护理水平，为父亲的康复尽一份力。

什么是营养？

从外界环境当中摄取的食物经过消化、吸收、代谢，其中可促进我们身体健康的有益成分就叫营养。人体通过饮食把食物摄入到体内，经过胃肠道消化，对其中的营养素进行吸收和代谢，并利用这些食物当中的营养素，比如蛋白质、脂肪、矿物质、维生素、碳水化合物等，为身体供给能量，构成和更新身体组织，并且对整个生理代谢过程进行充分的调节。

营养对于人有何意义?

如果人体是一台机器，食物就是保证这台精密机器正常运转的动力。食物的数量和质量得不到保证，势必影响身体健康、情绪和精力。营养与许多疾病的发生都有直接或间接的关系：缺铁会贫血；缺碘会患甲状腺肿；缺维生素 D 和钙会患佝偻病等。营养不良、机体免疫力降低会增加传染病的患病率。营养不平衡则往往成为肥胖、心血管疾病及某些肿瘤的诱因，严重影响人体健康，甚至危及生命。合理营养能促进组织新生，增强机体对疾病的抵抗能力，促进生长发育，提高智力，并降低患病率和死亡率，患者也可以通过饮食调配，缩短病程，加速康复。

 营养状况有哪些参考指标?

营养状况常用以下几个指标来判断：身体质量指数（BMI）、腰围和腰臀比、体脂含量及标准体重。BMI = 体重（kg）/身高的平方（m²），正常人 BMI 为 18.5~23.9；如 BMI<18.5 为体重过轻；如 BMI 为 24.0~27.9，提示体重超重；如 BMI>28.0，提示肥胖。

 颅脑康复期，每日需要有多少热卡的能量供应?

正常人一天完全不活动，只是完全卧床，一般消耗的能量大约为 1500 大卡。颅脑康复期，可按照患者的体重（千克）来计算能量，即每天 25~30 大卡×体重（千克）。如该患者体重为 60 千克，每日能量需求为 1500~1800 大卡。

什么是肠内营养?

 肠内营养是指通过肠道途径为营养不良的患者提供营养供给的一种喂养方式。

肠内营养有哪些方式?

肠内营养在提供营养、维护肠黏膜屏障功能、促进肠蠕动、促使胃肠道激素分泌等方面具有重要作用,危重症患者早期行肠内营养治疗可维护肠黏膜屏障、促进肠功能恢复,更符合人体生理状态。目前,喂养管放置技术包括鼻胃置管、鼻十二指肠/空肠置管、术中胃造口术、术中空肠造口术、经皮内镜下胃造瘘术或经皮内镜下空肠造瘘术,总体归纳为以下三种途径。

● 鼻胃管:经鼻腔置入一根管子,把管子放到胃内,经过这根管道把营养液注入患者的胃内。

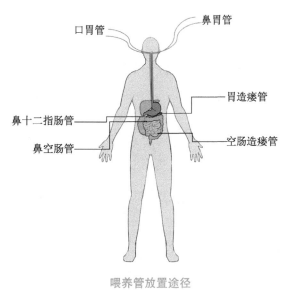

喂养管放置途径

● 鼻肠管:经鼻腔置入一根管子,把管子放到空肠内,经过这根管道把营养液注入患者的肠道内。

● 胃/空肠造瘘:经体表打一个通道,把管子从体表直接放到胃内或者放到小肠内，这样便于长时间通过管子给予患者胃肠营养支持。

 市场上常见的肠内营养制剂有哪些?

采用肠内营养支持时，根据患者胃肠功能（胃肠功能正常、消化吸收障碍及胃肠动力紊乱等）、并发疾病（如糖尿病、高脂血症、低蛋白血症等）等因素综合考虑，可选择不同肠内营养制剂，常分为整蛋白型配方、氨基酸和短肽型配方。

常见肠内营养制剂分类

产品	类型	适合人群	剂型	外观
能全力	整蛋白型（通用型）	无特殊疾病，胃肠功能无障碍的大多数患者	液体剂 500 毫升/瓶	
百普力	预消化型（短肽型）	重症胃肠功能障碍患者	液体剂 500 毫升/瓶	
瑞能	整蛋白型（疾病特异型）	肿瘤、机械通气患者专用配方	液体剂 500 毫升/瓶	
瑞代	整蛋白型（疾病特异型）	糖尿病患者专用配方	液体剂 500 毫升/瓶	
维沃	预消化型（氨基酸型）	重症代谢障碍及胃肠道功能障碍的患者	粉剂 80.4 克/袋	

自己可以做哪些营养液给患者喂食?

● 小米粥、八宝粥、豆浆、牛奶,以上四类食物可以补充鼻饲中的高蛋白食物,保证营养充足。

● 橙汁、青菜汁、黄瓜汁、苹果汁,以上四类食物可以补充鼻饲食物中的高维生素食物,提高机体免疫力。

● 牛奶、肉末汤等,可以补充鼻饲食物中的优质脂肪。

鼻饲对食物的要求比较高,通常要求食物无渣、营养全面、比例合适,要以流食为主,注意多补充蛋白质,在喂食的时候也要注意温度适宜,以免造成烫伤。另外,准备食物、餐具和灌注时应注意卫生,膳食应新鲜配制。

 鼻胃管/鼻肠管喂养时需要注意什么?

● 保持患者口腔清洁,每日至少进行两次口腔清洁。条件允许的情况下,尽量使用牙刷、牙膏刷牙。

● 为防止误吸,喂养过程中患者的床头应抬高 30°~45°。

● 在每一次营养液输注之前,应检查鼻胃管/鼻肠管留在外面的长度,防止管道滑脱,并对胃潴留进行检查。

● 定时、定量给患者喂水、喂食,可先用注射器向胃管内注入少量温开水,观察患者的反应,并确定管道是否通畅,再注入流质食物或药液,每次 200~300 毫升,间隔时间不少于 2 小时,并且要注意温度为 38~40 ℃。两餐之间可以鼻饲温开水,以增加水的摄入量。

● 服药时,应将药片研碎、溶解;对于需要经鼻胃管给口服药物者,提前将药物分开研碎、充分溶解、稀释。喂药时,用 20 毫升温开水冲洗管道，将已经溶解好的药物注入管道后再用 20 毫升温开水冲洗管道。因鼻肠管较细，建议尽量避免从鼻肠管喂药，以免堵塞管道。

🔘 在肠内营养期间，注意观察患者是否有腹痛、腹胀及腹泻现象。

🔘 如有条件，建议使用肠内营养泵进行肠内喂养。肠内营养泵可提供持续、均匀的营养输入，避免误吸，并可维持血糖稳定，达到最佳喂养效果。

如何检查是否有胃潴留？

使用注射器回抽胃内容物，若自上次喂养 2 小时后有超过 100 毫升或 1 小时后有约超过 50% 的喂养物残留在胃内，则判定存在胃潴留，此时应立即停止喂养，根据情况改变喂养途径或喂养方式。

肠内营养喂养过程中发生腹泻应如何处理？

🔘 观察大便的性状、黏稠度、气味、次数及量。如发生腹泻，根据个体情况减慢或暂停喂养。

🔘 对营养液喂养过快导致腹泻者，要放慢喂养速度；对营养液喂养量过大导致腹泻者，要减少喂养量。

🔘 对营养液温度过低而导致低温型腹泻者，喂养过程中可使用持续加温器，保证恒定温度在 38~42 ℃。

🔘 腹部避免按摩、受凉、压迫等刺激，以减少肠蠕动。

🔘 观察肛门周围皮肤有无潮红、糜烂。及时清除粪便，保持肛门周围皮肤清洁、干燥和舒适。大便后用湿布轻柔蘸洗肛门周围皮肤，必要时涂抹鞣酸软膏，穿棉质柔软的内衣，以减少衣物对皮肤的摩擦。

● 监测营养状态，如患者长时间不能肠内营养，需供给静脉营养。

肠内营养喂养过程中发生便秘应如何处理?

肠内营养喂养过程中发生便秘时，可以对患者的腹部进行顺时针按摩，能够增进胃肠道的蠕动功能；或临时使用开塞露来促进排便，但是不能经常使用；也可以在医生的指导下使用调理便秘的药物，比如乳果糖；饮食上也需要进行调整，增加水果和蔬菜的摄入。

（七）外伤性认知功能障碍

去年，我母亲遭遇了一场严重的车祸，导致脑外伤。经过救治，母亲的生命得以保全，但留下了认知功能障碍的后遗症。

母亲变得容易忘事，经常叫错我的名字，也无法像从前那样流畅地和我交流。我意识到这不仅仅是身体上的创伤，更是心灵上的折磨。作为她的子女，我有责任帮助她重新找回自我。于是，我开始查阅大量关于脑外伤后认知功能障碍的资料。在学习的过程中，我逐渐了解到这种病症的复杂性以及康复训练的重要性，可以通过日常生活来进行辅助训练。

我开始尝试与母亲一起进行一些简单的记忆训练。每天我会给她讲述一些故事，然后让她复述。虽然开始时母亲总是记不住，但我没有放弃，而是耐心地一遍遍重复。慢慢地，我发现母亲开始能够记住一些细节了。此外，我还鼓励母亲多进行日常活动。我们一起做饭、散步、听音乐，这些看似平常的事情实际上对她的认知功能恢复有很大帮助。通过活动中的互动和交流，母亲的语言表达能力也逐渐得到了提高。我还鼓励母亲参加一些社区活动，与邻居交流。起初她很抗拒，觉得自己不如从前。但在我不断地鼓励和陪伴下，她逐渐敞开心扉，开始与其他人交流。

经过几个月的努力，母亲的状况有了明显的改善。她的记忆力有所恢复，思维也变得清晰起来。虽然还没有完全康复，但我们已经看到了希望。我相信只要我们继续努力，母亲一定会越来越好。

什么是外伤性认知功能障碍？

外伤性认知功能障碍主要是指脑外伤后在学习、记忆及思维判断等方面出现异常，常见的表现就是记忆力衰退、计算能力变弱，以及其他认知功能的下降，还可能出现性格、情绪改变，以及异常行为等表现，继而影响社会功能和平时的生活质量。

为什么脑外伤后会发生认知功能障碍？

大脑是控制我们思考、记忆、学习、情绪等各个方面的器官。头部受到外伤时，可能会导致大脑的某些部分受损，从而影响这些功能。就像我们电脑里的硬件如果坏了，那么电脑的运行就会受到影响一样。另外，脑外伤还可能导致大脑的血液供应不足，就像我们身体的其他器官如果缺血就会失去功能一样，大脑缺血、缺氧也会导致其功能受损。所以，脑外伤后容易发生认知功能障碍，是因为外伤可能直接伤害大脑，或者影响大脑的血液供应，导致大脑不能正常工作。

如何进行认知功能训练呢?

● 感知力训练：在患者经常生活的场所，如厕所、卧室等区域，通过图标、声音、光线等多种手段突出空间、时间的变化。

● 记忆力训练：短时记忆训练，将常见的生活物品，如饭碗、勺、水果等放在患者面前，然后马上收回，让患者对刚刚看到的物品的名称或顺序进行回忆。数量可由少至多，逐渐增加。长时记忆训练，可让患者简单回忆曾经的工作、家里的亲属、前两天吃过的餐食等。

● 思维逻辑训练：选择患者喜欢的益智游戏，如拼图、五子棋、积木、麻将、象棋等。

● 注意力训练：选择患者感兴趣的电视节目、卡片、故事等，或用录音机录一段新闻、一首诗、一段故事，在经过视觉或听觉训练后让患者简述看到或者听到的内容。根据训练进程，逐渐延长注意的时间，增加训练内容。

● 计算力训练：通过叙述简单的加减法公式，或者计算机辅助认知训练里的计算力训练游戏，让患者计算出结果，程度由简单到复杂。

● 语言力训练：以患者能够接受的方式进行交谈和互动，也可以让患者通过读书、看报、朗诵、学习一门新的语言等方式来维持口语和交流能力。

如何照顾认知障碍患者？

　　● 鼓励患者参加益智类活动，如打牌、下棋、做游戏、读报纸等，以增强脑储备功能，延缓认知功能下降。

　　● 日常多与患者交流，聊一些患者感兴趣的话题，鼓励患者保持乐观心态，积极配合治疗。

　　● 认知障碍严重时，尽量不让患者独自外出，建议患者随身携带写有家庭住址、联系方式的卡片，或者佩戴定位手表，以免不慎走失。

八 肢体瘫痪

　　自从父亲因脑外伤导致一侧偏瘫，我每天都陷入深深的担忧之中。出院后，父亲的康复训练成了我们家的头等大事。然而，对于如何摆放肢体和进行肢体训练，我一无所知。我曾尝试自己研究，但种种疑问仍萦绕在心头。

　　我开始阅读康复医学相关的资料，参加线上康复讲座，向康复医师咨询。我逐渐明白，摆放肢体并不是简单的平放，而是要根据父亲的病情和恢复情况，适时调整姿势，以促进血液循环和肌肉放松。训练时，要注重关节活动度的保持，防止僵硬。同时，还要结合日常生活场景，进行功能性训练，提高父亲的自理能力。

　　现在，我已经能够熟练地为父亲摆放肢体，进行合适的训练。我会鼓励他进行主动运动，培养他的自主意识。我也了解到，肢体训练并非一蹴而就，需要持续的耐心和坚持。在这个过程中，我更加珍惜与父亲相处的时光，也更加敬佩他面对困难的勇气和毅力。我相信，在我们的共同努力下，父亲一定能够逐渐恢复健康，重新站起来。

 瘫痪后护理不良会有什么后果？

瘫痪后护理不良会导致一系列并发症，特别是废用综合征，患者会出现关节挛缩、肺部感染、皮肤压力性损伤、深静脉血栓、便秘、肌肉萎缩、肺功能下降，甚至智力减退等症状。

 侧身躺下时，偏瘫侧在下方，应该如何摆放肢体的位置？

侧身躺下时，偏瘫侧在下方，我们称为患侧卧位。

将患肩前伸外展，肘伸直，手指张开，掌心向上，手心不应放置任何东西，否则会因抓握反射的影响而引起手内肌的痉挛。

健侧上肢放在身上，避免放在身前，以免因带动整个躯干向前而引起患侧肩胛骨后缩。

健侧下肢在前，患侧下肢在后，健侧下肢屈髋屈膝，腿下放一软枕支撑。患侧下肢轻度屈曲，稍稍被动背伸踝关节。

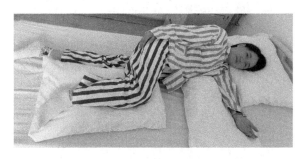

患侧卧位

侧身躺下时，偏瘫侧在上方，应该如何摆放肢体的位置？

侧身躺下时，偏瘫侧在上方，我们称为健侧卧位。健侧卧位是患者最舒适的体位，也对患侧肢体很有益处。

患肩充分前伸，肘、腕、指各关节伸展，前臂旋前，掌心向下、自然伸展，放在胸前枕上。

患侧下肢自然半屈曲位，置于枕上。患足放置在软枕上，与小腿尽量保持垂直位，两腿之间用枕头隔开。

健侧肢体自然放置。

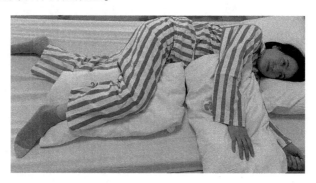

健侧卧位

 平躺时，应该如何摆放肢体的位置？

身体平躺时，我们称为平卧位。长时间平卧位会导致骶尾部、足跟和外踝等处发生压力性损伤，因此应尽量减少平卧位的时间，可将其作为体位更换的过渡卧位。

头部垫适当高度枕头，避免使用过高的枕头。

患侧肩胛骨尽量向前伸，在肩胛骨下面垫一软垫；肩关节外展与躯干夹角约45°以纠正肩胛内旋内收。肘关节、腕关节伸展、抬高，前臂旋后，掌心向下；手指伸展略分开，拇指外展，手的高度高于心脏水平线。

患侧下肢的外侧、骨盆下垫枕，膝关节下垫毛巾，踝背伸，足趾伸展。

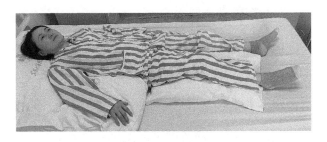

平卧位

坐着的时候，应该如何摆放肢体的位置？

坐着的时候，我们称为坐位。该体位多应用在进食、排泄等情况下，可以有效避免患者下肢伸肌痉挛。

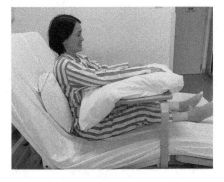

坐位

平时坐位：最好选择有扶手的椅子，抬头，上身坐直，将患侧上肢放在小桌上或用软枕抬高，健侧上肢可以自然放置；髋关节保持屈曲90°。背部用枕头垫好，保持躯干伸展，头部中立，臀下最好置一坐垫，膝关节稍屈曲。

轮椅坐位：在病情允许的情况下，可及早将患者转移至轮椅，上身姿势同平时坐位，注意双脚分开，平放在地板上或者轮椅的脚踏板上，小腿放直，脚趾向前。

怎样帮助患者进行翻身？

● 一人翻身法：将患者两手相交于胸前，两膝屈曲，导管放置在翻身后的同侧。一手托患者的项背部、一手托于腘窝部位，把患者移到近侧，用力将患者翻向对侧。

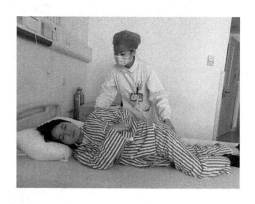

一人翻身法

● 两人翻身法：将患者两手相交于胸前，两膝屈曲，导管放置在翻身后的同侧。甲：一手置于患者腘窝，用前臂托起双大腿，另一手伸到患者臀下；乙：一手伸入患者肩下，另一手伸到患者腰以下。两人把患者移到近侧，用力将患者翻向对侧。

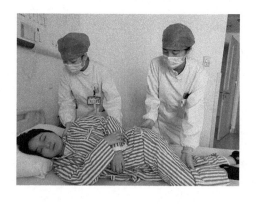

两人翻身法

一侧瘫痪的患者如何自行翻身？

向健侧翻身：患者取平卧位，将健侧腿插入患侧腿下方，两手叉持向上伸展上肢，左右摆动，幅度略大，摆向健侧后，顺势使身体向健侧翻转，同时用健侧腿带动患侧腿向健侧翻转。

向患侧翻身：患者取平卧位，两手叉持，健侧上肢带动患侧上肢向上伸展，健侧下肢呈屈曲，双上肢首先摆向健侧，再次摆至患侧时可以反复摇摆，摆向患侧后，顺势使身体向患侧翻转。

 如何帮助肢体偏瘫患者坐轮椅？

偏瘫患者可以采取从床边坐位到轮椅或从轮椅到床边坐位的方法上下轮椅。

由床边坐位移到轮椅上：患者坐在床边，在患者健侧放置轮椅，轮椅与床面成45°角，护理人员站在患者面前，双足分别置于患足两侧，双膝抵住患足的膝部，防止膝盖向外倾倒，两只手自患者腋下穿出，放在患侧肩胛骨处，并使患侧前臂置于其肩部，抓住肩胛骨的内缘，另一只手托住患者的健侧上肢，使其躯干向前倾，把重心移到脚下，直至患者的臀部离开床面，引导患者转身坐到轮椅上。

由轮椅移到床边坐位：轮椅和床成45°角，协助患者站立后，以健侧为轴心转体，重心前移，弯腰坐下。

 如何帮助肢体偏瘫患者穿脱衣服？

选衣时，应尽量选择宽松、简单的衣服。

穿、脱套头上衣：穿衣时先将患手穿上袖子并拉到肘部以上，再穿健侧衣袖，最后套头、整理；脱衣时先将衣服脱至胸部以上，再用健手将衣服拉住，从背部将头脱出，脱健侧后再脱患侧。

 穿、脱开身上衣：先穿患侧，再穿健侧。把袖子穿在患侧的手臂上，继而把衣领拉至患侧的肩上；健手转到身后把衣服沿患肩拉至健肩；把健侧的手臂穿入另一侧衣袖；把衣服拉好，系好扣子。脱衣顺序与穿衣顺序相反，先脱健侧，再脱患侧。

如何避免瘫痪患者发生皮肤压力性损伤？

患者瘫痪在床，枕骨粗隆、肩胛部、髋部、骶尾部、足跟部等骨骼突出处易发生皮肤压力性损伤。应用软枕或海绵垫保护骨隆突处，每隔两小时辅助翻身拍背一次。

平卧位好发于枕骨、肩胛骨、手肘、骶骨、足跟等部位。

侧卧位好发于耳翼、肩峰、手肘外侧、髋部（股骨粗隆）、膝外侧及足踝等部位。

俯卧位好发于手肘、下腭、乳房（女性）、生殖器官（男性）、膝盖等部位。

半卧位好发于枕骨后、肩胛骨、骶骨、坐骨和足跟等部位。

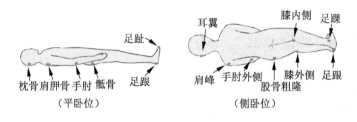

四种体位易发生皮肤压力性损伤的部位

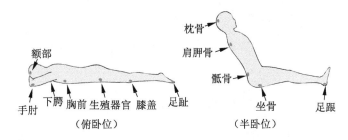

枕骨
肩胛骨
骶骨
坐骨
足跟

（半卧位）

额部
手肘 下腭 胸前 生殖器官 膝盖 足趾

（俯卧位）

四种体位易发生皮肤压力性损伤的部位（续）

正确使用气垫床、翻身枕、海绵垫、软枕头等，掌握翻身技巧，避免拖、拉、推等动作，对骶尾部、髋部、足跟等易压迫部位进行预防性保护。

骨隆突部位可以采用赛肤润类皮肤保护剂喷涂，每日 3～5 次。

对瘫痪的肢体用软枕垫高以防压迫，可让患者穿着丁字鞋，以防止足下垂。

保持床单清洁、干燥、平整，定时用温水擦洗、按摩，以增进局部血液循环。

加强营养支持，改善局部营养状况。

如何制订患者早期活动计划?

● 第一阶段：被动全范围关节活动，上下肢各关节进行前屈、后伸、内收、外展、内旋、外旋。

● 第二阶段：主动运动与翻身。

● 第三阶段：日常生活能力锻炼。

● 第四阶段：床边坐起，双下肢下垂。

● 第五阶段：床椅转移。

● 第六阶段：在助行器和医护人员的帮助下进行从坐位到

站位的练习。

　　● 第七阶段：在助行器和医护人员的帮助下进行原地踏步的练习。

　　● 第八阶段：在助行器和医护人员的帮助下进行从站位到行走的练习。

 如何帮助患者进行偏瘫肢体的训练?

  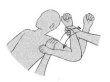

　　肩关节的屈曲运动　　肩关节的外展运动　　肩关节的内旋和外旋运动

前臂外旋运动　　前臂内旋运动　　屈指练习　　腕关节拉伸练习　拇指外展被动运动

九　留置尿管

　　自从母亲遭遇脑外伤后，我每一天都好像在走钢丝，充满了挑战与不确定性。作为她的孩子，我成为她康复路上的守护者，陪伴她度过这段艰难的时光。

　　母亲回家后，生活发生了翻天覆地的变化。由于脑外伤的影响，她无法像以前那样自如地活动，连最基本的排尿都成了问题。因此，医生为她留置了导尿管，这意味着我们需要在家里为她进行日常的导尿护理。

　　每天清晨，我会先准备好所需的物品：消毒液、导尿管、无菌手套、尿袋等。在确保一切物品都消毒干净后，我会轻轻唤醒母亲，帮助她调整到舒适的姿势。接着，我会戴上无菌手套，用消毒液清洁她的尿道口。除了日常的导尿护理，我还要关注母亲的饮食和身体状况。我会为她准备营养丰富、易于消化的食物，确保她的营养摄入充足。同时，我也会定期监测她的体温、血压等指标，确保她的身体状况稳定。

　　在照顾母亲的过程中，我也学到了很多关于康复的知识。我会关注她的恢复情况，及时与医生沟通，了解她的康复进展。在医生的建议下，我也会为母亲进行一些简单的康复训练，帮助她逐步恢复身体功能。

　　这段时间的照顾让我更加深刻地体会到母爱的伟大和无私。看着母亲一天天康复，我知道自己的付出都是值得的。我相信，在我们的共同努力下，母亲一定能够战胜病魔，重获健康。

留置尿管的患者日常生活中应该注意些什么？

　　● 保持尿管引流通畅，避免尿管牵拉、受压、扭曲、堵塞。

　　● 病情允许时鼓励患者多喝水，每日应饮水 1000~2000 毫升，确保每天尿量大于 2000 毫升，以达到清洁尿路的目的，禁忌浓茶和咖啡，以预防尿石的形成。

　　● 尿袋应置于膀胱水平之下，以免出现尿液倒流现象。

　　● 尿袋中小便超过 700 毫升或尿袋的 2/3 时应及时倒掉，倒尿时勿使尿袋出口处受到污染，尿袋不可置于地上。

● 注意会阴部的清洁，如发现尿液浑浊、发热（泌尿系感染的征兆），应及早治疗。

导尿管有哪些类型？如何选择？

一般一次性导尿采用单腔导尿管，而留置导尿采用双腔导尿管和三腔导尿管，导尿管头端2厘米处可见气囊，主要用于固定尿管，防止尿管脱出。成年男性导尿管一般选 12F～16F，女性选 16F～18F。

如果持续导尿，尿管多久更换？

尿管留置时间为1个月，抗反流尿袋应每周更换1次，更换不及时可能导致尿道感染。日常可以做好时间标记，提醒更换时间。

尿管拔出前需要做哪些准备？

拔出尿管前需要进行膀胱功能训练，定时夹闭尿管，2～3小时开放一次，或患者主诉有尿意的时候开放，以训练膀胱舒张和收缩功能。良好的膀胱功能可以提高尿管拔管的成功率。

尿管拔出后为什么小便困难？

拔出尿管后第一次小便可能不太顺利，这是正常的。如还未拔出尿管，可先夹闭尿管至膀胱充盈的时候拔出，此时伴随尿管拔出，小便也顺势解出，达到排尿和冲洗尿道的目的。如果尿管拔出后排尿不顺利，可以通过听流水声、热敷下腹部的方法诱导排尿。如上述方法诱导排尿无效，需要考虑重新置入尿管。

尿管拔出后为什么要多饮水?

尿管拔出后要多饮水、多排尿,这样有利于生理性冲洗尿道,预防尿路感染。

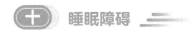 **睡眠障碍**

那是一个阳光明媚的午后,我如同往常一样沉浸在工作中。突然,一场意想不到的事故让我失去了意识。当我再次醒来时,已经躺在了医院的病床上。我的大脑受到严重外伤,这次经历不仅改变了我的生活轨迹,更引发了一系列不可思议的症状。

其中最为痛苦的困扰就是失眠。那是一种几乎每个夜晚都非常难熬的体验,尽管我努力地闭上眼睛,但是无论怎样,我都无法真正进入梦乡。药物的帮助也收效甚微。我在黑暗中无尽地挣扎,度过了无数个不眠之夜。不仅如此,我还经常做噩梦。这些梦境如同恐怖电影般,充满了血腥、恐惧和混乱。我常常在梦中惊醒,一身冷汗,心跳加速。这些梦境让我感到疲惫不堪,仿佛一整天都在与恶魔搏斗。

这些症状让我痛苦不堪,甚至对生活失去了希望。每天晚上都是我最大的挑战,我开始畏惧黑夜的降临。我知道自己无法回到过去的那个我,但是我仍然希望有一天能够找回属于我的平静睡眠。

幸运的是,在我几乎绝望的时候,我遇到了一位心理医生。他告诉我,我的情况并非个例,很多人都曾经历过类似的困扰。他耐心地听我倾诉,并给予我很多建议和帮助。通过与心理医生的交流,我逐渐学会了如何调整自己的心态。我开始尝试一些放松的方法,如

105

深呼吸、冥想和渐进性肌肉放松等。这些技巧让我在入睡前得到一定的缓解，让我感到轻松一些。

什么是睡眠障碍?

睡眠障碍主要是指睡眠质和/或量的异常，患者在合适的睡眠环境中出现入睡困难、夜间过度觉醒、醒后难以再次入睡或在期望的时间之前醒来等异常行为。

睡眠障碍有哪些表现?

入睡困难：患者卧床后，久久难以入眠，睡眠潜伏期增加，若多于半小时，则为入睡困难。

早醒：患者可于清晨3、4点或者天还没亮就醒了，睡眠时间大幅缩短，影响了患者次日的精神状况。

睡眠质量不佳：患者睡眠相对较轻且易醒。

多梦：患者可从梦中醒来，同样影响睡眠质量。

不宁腿综合征：在睡觉时候出现腿部的不自主运动，这也是睡眠障碍的表现。

睡眠障碍有哪些危害?

中枢神经系统亢进症状，兴奋性和警觉性升高，会使失眠进一步恶化。各器官因神经性兴奋性升高，代谢相对增强，没有足够的休息，故易发生各脏器，如心脏和脑的功能活动减退。睡眠障碍可导致饮食、消化系统方面的问题，如消化不良、食欲减退等。

为什么颅脑外伤后睡眠变差了？

对轻型颅脑损伤患者来说，睡眠障碍与脑损伤部位存在一定联系，损伤位于脑干、基底节区、额叶皮质的患者睡眠障碍发生率更高，与这些位置具有调节睡眠的构造有关，这里的破坏会使网状激活系统不能活化皮质，会有持续性脑电图改变、睡眠障碍或昏迷。

 有哪些促进睡眠的方法？

● 非药物治疗：① 创造良好的睡眠环境，房间光线宜暗，保持安静，床上用物（如被褥、枕头）可尽量满足患者的个人需求。② 入睡前不使用手机观看使人兴奋的影视节目，避免服用含兴奋剂成分的饮品（如咖啡）或药物，可饮用热牛奶。③ 聆听音乐（选用宁静舒缓的音乐），用热水泡脚也有助于睡眠。

● 镇静催眠药物：① 轻症睡眠障碍可用百乐眠胶囊、安神补脑液、舒眠胶囊或褪黑素之类的药。若伴焦虑、抑郁，也可服用5-羟色胺再摄取抑制剂，如舍曲林或百忧解之类的药。因疼痛影响睡眠时，可在睡前服用止痛药物。② 重度失眠时，在使用镇静催眠类药物之前必须进行全面检查以排除各种原因引起的中枢神经系统功能紊乱。③ 显著失眠者可给予苯二氮卓类药物治疗，如艾司唑仑、氯硝西泮、三唑仑等，还可服用唑吡坦、佐匹克隆等非苯二氮卓类药物。一般推荐在短期内用药、间断给药，疗效确切后，逐步减量，直至停药。

吃了安眠药会不会有依赖?

良好的睡眠有助于疾病的康复,在医务人员的指导下短期内服用一些促睡眠的药物不会发生药物依赖。但如果长期使用安眠药,身体可能无法摆脱药物,产生药物依赖。一旦停药就会出现焦虑、烦躁、失眠等不适症状,甚至还会出现震颤、心悸等不良反应,对身体造成不良影响。

十一 气管切开

在得知母亲因脑外伤而昏迷,并且需要进行气管切开的消息时,我的内心充满了担忧和无助。看着母亲痛苦的面孔,我知道自己需要变得更强、更勇敢,为了母亲,也为了整个家庭。

在母亲出院回家后,我立刻开始学习如何进行气管切开的居家护理。虽然面临着重重困难,但我知道这是唯一能帮助母亲的方法。我查阅了大量的资料,向专业医护人员请教,甚至向有经验的病友学习。每一点一滴的知识,都让我对母亲的护理更加有信心。

护理过程中,我遇到过许多困难和挑战。有时候,母亲的套管会堵塞,需要我用力才能清理干净;有时候,她的痰液过多,需要我随时为她吸痰。这些护理不仅需要技巧,更需要耐心和细心。我时刻保持警惕,不敢有丝毫的大意。

除了身体上的护理,我还特别关注母亲的心理状态。我经常与她交流,告诉她我们都在为她加油打气,希望她能早日醒来。每当我有空时,我还会为她播放她最喜欢的音乐,希望能触动她内心深处的情感。

　　时间一天天过去，母亲的身体状况逐渐好转。她的意识开始恢复，也开始能够进行简单的交流。看到她的进步，我内心充满了喜悦和欣慰。我知道，这一切都离不开我坚持不懈的护理和陪伴。

气管切开患者日常护理需要注意哪些事项呢?

　　● 日常需要关注患者的咳嗽、咳痰情况，痰液的颜色、性状、量、气味等，及时吸痰。

　　● 环境整洁，温湿度适宜;在病情允许的情况下，予以抬高床头 30°~45°，鼻胃管/鼻肠管营养的患者进食后保持此高度 30 分钟为宜，利于呼吸的同时预防误吸。

　　● 叩背排痰:叩背应在饭前 30 分钟或饭后 2 小时进行，每天 3~5 次，频率为 120~180 次/分，每个部位 1~3 分钟。

　　● 气管切开管固定带松紧以可插入 1 指为宜，避免过紧对皮肤造成损伤，过松导致套管滑脱。

气管切开管上的蓝色气囊有什么作用?

　　蓝色气囊充气后堵塞导管和气管壁之间的空隙，不仅可以预防漏气，还能预防分泌物误吸入呼吸道，减少肺部感染的发生。气囊的压力一般维持在 25~30 厘米水柱 (1 厘米水柱≈98.07 帕)，家庭护理中也需要重视气囊压力的监测。

居家时如何给患者吸痰？

居家吸痰需要准备一些医疗设备和用品，包括吸引器、吸痰管、灭菌注射用水等，这些用品可在药店里购买。具体的操作步骤如下。

打开吸痰器的负压，调节压力在 80~120 毫米汞柱（1 毫米汞柱≈133.3 帕）。

连接吸痰管，先试吸一些灭菌注射用水，确定吸引性能良好。

将吸痰管插入气道，给患者吸痰。注意在不带任何负压的情况下，将吸痰管从患者的气管切开套管口、鼻腔或口腔里插进去，然后在开启负压吸引的同时，将吸痰管边转动边往上提。为了防止患者在吸痰过程中氧气不足，每一次的吸痰时间不超过 15 秒。吸痰时要温柔，拔除吸痰管后，可用灭菌注射用水进行清洗，以防堵塞。

气管切开套管多久更换？

气管切开套管 1 个月更换一次，为确保安全，最好选择到医院更换。

什么情况下可以拔除气管套管？

气管切开后拔除气管套管前，患者呼吸应恢复平稳，可先试行气管套管间段堵塞，观察患者呼吸情况，堵塞后患者能顺利呼吸，才可以试行拔除气管套管。一般来说，气管套管的拔管指征主要包括：有自主呼吸和咳嗽、咳痰的能力；吞咽功能良好；血气分析结果基本正常，无喉梗阻。

十二　吞咽功能障碍

车祸给父亲留下了严重的脑干损伤，导致他吞咽功能Ⅲ级。出院后，我必须协助父亲进行长期的吞咽功能训练，帮助他逐步恢复。

那段日子里，我每天都会耐心地引导父亲进行各种训练。我会准备各种食物，从稀到稠，从软到硬，让他逐渐适应不同质地的食物。我会教他如何正确使用舌头和喉咙，让他学会如何将食物顺利咽下。虽然父亲的进步很缓慢，但每一次小小的改变都让我感到非常欣慰。

在这个过程中，我也遇到了很多挑战和困难。有时候，父亲会因为训练而感到疲惫和沮丧，我也会因为他的不配合而感到无奈和焦虑。但每当我看到他那双坚定的眼睛，我就会想起他对生活的热爱和对康复的渴望，这让我坚信不能放弃。

于是，我继续努力，不断地寻找适合父亲的训练方法。我咨询了医生、康复师和营养师，从他们那里学习到了许多专业知识和技能。我尝试着将训练融入日常生活中，让父亲在轻松愉快的氛围中逐渐恢复。

如今，经过一段时间的努力，父亲的吞咽功能已经有了明显的改善。他已经能够自主进食许多食物了，虽然有时候还会遇到一些困难，但他总是坚持不懈地努力着。每当看到父亲那满足的笑容，我就知道自己的付出都是值得的。

什么是吞咽障碍?

吞咽障碍指的是在吞东西或喝液体时遇到困难或不舒服的情况。有些人可能感到喉咙痛或吞咽后有异物感,甚至可能感到食物或液体被卡住了。这可能会导致吃饭时一直咳、进食时间变长或者需要多次吞咽才能将食物或液体咽下去。吞咽障碍会影响营养摄取、使人体重减轻等等,严重时甚至会造成吸入性肺炎。

 脑外伤后,为什么会出现吞咽障碍?

脑外伤导致支配吞咽功能的神经受损,患者会出现吞咽功能障碍。

 如何判断吞咽功能的严重程度?

患者端坐并喝下30毫升温开水,观察所需时间和呛咳情况。

- 1级:能顺利地将水一次咽下。
- 2级:分两次以上不呛咳地咽下。
- 3级:能一次咽下但有呛咳。
- 4级:分两次以上咽下,但有呛咳。
- 5级:频繁呛咳,不能全部咽下。

吞咽功能评定:

- 正常:1级,在5秒以内完成吞咽。
- 可疑:1级,在5秒以上完成吞咽;2级。
- 异常:3~5级。

另外,吞咽功能障碍还表现为进食后有梗阻感、食物在吞咽后仍留在口腔、吞咽后有湿音、进食时一口量减少、流口水、进食时呛咳和语言清晰度下降等。

为吞咽障碍的患者准备什么样的食物?

● 进食环境：尽量使进餐环境整洁，温度适宜，空气清新，无呕吐物和排泄物，无便器和治疗车等。让患者在安静的状态下进食，并且精力集中，进餐时不要和人谈话。

● 食物选择：以半流质为主，如菜泥、粥、蛋羹、牛奶等。食物的种类以高蛋白质、高维生素、易消化的食物为主，应选择有适当黏性、不易松散、性质均匀，通过咽部及食道时容易变形且不易在黏膜上残留的食物。每次摄食入口量约5毫升，固体食物应切成小块，餐具以薄而小的长柄勺为宜。

哪些食物不适合吞咽障碍的患者?

● 易碎、松散或带皮的食物：稍加磨碎的肉（如鸡肉或者鱼肉）、米饭、炒鸡蛋、饼干、蛋糕片、豌豆、玉米、豆角、葡萄等。

● 混合黏稠的食物：蔬菜汤、含有大块食物的汤、表面有脂膜的牛奶、柑橘类水果、水果罐头、果类酸奶等。

● 黏性大的食物：干的土豆泥、花生酱、新鲜的白面包、奶糖、面包圈等。

● 富含纤维的食物：菠菜、豆类、莴苣、芹菜等。

喂食时，有哪些小技巧?

● 准备合适的餐具（如小调羹）及食物。

◗ 患者必须在清醒时才能喂食。

◗ 患者保持坐姿挺直进食，头部切勿向后仰。如为卧床患者，头部应抬高，颈部轻度弯曲，以利于食物咽下。

◗ 必须小心留意患者是否把食物完全咽下去，可注意"喉上抬"的动作，然后才喂第二口。

◗ 减少周围的干扰，专心进食，如关掉电视机，避免进食时与患者交谈。

◗ 喂食结束后，不要让患者马上处于卧位，应让患者处于坐位或半卧位 15～30 分钟。

 为什么建议吞咽障碍患者使用增稠剂？

正常人每天都需要补充一定量的水，而吞咽障碍患者不可能光靠流食来补充水，因为那是远远不够的，身体容易缺水。所以，可以在正常的补水量的基础上，增加一定的增稠剂，通过改变水的黏稠度，降低呛咳风险。日常在补充水时可以选择舒滑增稠剂，舒滑增稠剂的作用主要是改变水的黏稠度，不改变口味。在清水、茶水、咖啡、牛奶、果汁等流质中加入增稠剂后，流质会黏稠、稳定且不分层，易于吞咽；糖尿病患者还可根据需要选用无糖型增稠剂。不同功能的增稠剂可在药店购买到。

 喂食过程中出现呛咳或误吸，应如何处理？

出现呛咳或误吸时，首先应嘱患者低头弯腰，身体前倾，下颌低向胸前；如此时患者处于平卧位，则立即将患者头转向一侧，使头前屈。如呛咳出现在吞咽前，应将口内食物清出，在患者呼吸平稳后嘱患者做空吞咽动作。如呛咳发生在吞咽的同时，应观察患者面色、呼吸；如发现呼吸梗阻情况，应立即吸痰，不要急于让患者停止咳嗽，在保证间断呼吸的情况下，可帮助患者有效咳嗽，以清除呼吸道内的食物残渣。如吞咽物为易碎的固体异物，采用海姆立克急救法。

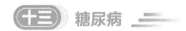

十三 糖尿病

　　我是一个小城市的销售员，工作上时有应酬。我一直觉得自己身体很好，没有什么大问题。可是，就在去年的一个晚上，我遭遇了一场意外，导致脑外伤，不得不住院治疗。

　　一次应酬后我走在回家的路上，突然一阵眩晕袭来，我失去了平衡，摔倒在地。头部重重地撞到了路边的石阶，顿时血流满面。好心人立刻把我送到了附近的医院。经过一番检查，医生告诉我，我的脑部有轻微的出血，需要留院观察。在治疗的过程中，医生发现我的血糖偏高，怀疑我有糖尿病。这个消息让我大吃一惊，我怎么突然间就得了"老年病"了呢？

　　在医生的建议下，我开始进行血糖监测和护理。每天早上起床后，我要先测量血糖，然后记录下来。医生也给我制订了饮食计划和运动计划，帮助我控制血糖。通过一段时间的治疗和护理，我的血糖逐渐稳定下来。医生告诉我，只要保持良好的生活习惯和饮食习惯，就可以有效地控制病情。

　　这次意外让我深刻地认识到身体健康的重要性。以前我总是忙于工作，忽略了身体的健康。现在我明白了，只有身体健康，才能拥有更好的生活和工作。从此以后，我开始注重身体的保健，每天坚持锻炼身体，保持健康的饮食习惯。我也定期进行体检，及时发现并治疗各种疾病。我相信，只要我保持积极的心态和良好的生活习惯，就一定能够拥有一个健康的未来。

正常人血糖是多少？

 正常人空腹血糖：3.9~6.1 毫摩/升；餐后 1 小时血糖：6.7~9.4 毫摩/升；餐后 2 小时血糖：≤7.8 毫摩/升。

什么是糖尿病？

 糖尿病是由于胰岛素分泌不足和/或作用缺陷引起的以血糖升高为特征的代谢病。血糖是糖尿病诊断的主要依据。空腹血糖≥7.0 毫摩/升，餐后 2 小时血糖≥11.1 毫摩/升，糖化血红蛋白≥6.5%，可以诊断为糖尿病。空腹血糖>6.1 毫摩/升，餐后 2 小时血糖>7.8 毫摩/升，但没有达到糖尿病的诊断标准时被称为"糖尿病前期"，是糖尿病的极高危因素。

糖尿病有哪些症状？

 糖尿病的典型症状是"三多一少"，即多饮、多食、多尿和体重减少，还会出现伤口不易愈合、视力模糊、下肢刺麻、皮肤瘙痒、尿中泡沫增多等症状。

糖尿病可能引起哪些并发症？

 糖尿病常见并发症包括视网膜病变、糖尿病足、心脑血管疾病、糖尿病肾病、神经病变、感染等。

◎ 视网膜病变：血糖长期升高可导致视网膜血管病变，引起视力下降甚至失明。糖尿病患者发生白内障、青光眼等眼病的机会也明显增多。

◎ 糖尿病足：患者足部受伤后伤口难以愈合，可出现伤口感染和溃疡。病情严重者，可发生全身感染和骨髓炎等，治疗效果差时可导致截肢。

◎ 心脑血管疾病：心脑血管动脉粥样硬化的危险因素，如肥胖、高血压、血脂异常在糖尿病患者中发生率高。因此，糖尿病患者中动脉粥样硬化的患病率较高、发病更早、病情进展较快。

◎ 糖尿病肾病：糖尿病肾病最终可能引起肾功能衰竭，是糖尿病致死的重要原因。肾功能衰竭严重时需要依靠透析和肾移植来维持生命。

◎ 神经病变：最常见的是多发性神经炎，产生肢端感觉异常，或过敏、刺痛、灼热感、袜套样的感觉，神经病变是导致糖尿病足的主要原因。糖尿病还可以影响自主神经系统，导致胃肠功能、生殖系统功能和心脏功能的紊乱。

◎ 感染：糖尿病容易并发各种细菌、真菌感染，如反复发作的肾盂肾炎、膀胱炎，疖、痈等皮肤化脓感染，足癣、体癣等真菌感染等。

糖尿病是老年人的"专属"疾病吗？

糖尿病分为Ⅰ型糖尿病、Ⅱ型糖尿病、特殊类型糖尿病和妊娠糖尿病。千万不要认为只有中老年人才会得糖尿病，任何年龄包括儿童和青年人都可能得糖尿病。

为什么越来越多的糖尿病找上了年轻人？

超重或肥胖：过多的糖、游离脂肪酸在引起能量过剩、诱发肥胖的同时，会刺激胰岛 B 细胞分泌更多的胰岛素，加重肥胖；而肥胖加重胰岛素抵抗，又要求胰岛 B 细胞分泌更多的胰岛素，如此恶性循环。

不健康的饮食：高油、高糖和过于精细的饮食，都是引发能量过剩、加重胰岛负担、诱发糖尿病的危险因素。

运动量不足：久坐少动、低体力活动的生活方式，使肌肉量下降，能量消耗减少，导致超重或肥胖。

睡眠时间减少：皮质醇是身体中最典型的有昼夜节律的激素，当我们感到压力增加或者午夜仍处于觉醒状态时，皮质醇分泌相应增加。这种激素有拮抗胰岛素的作用，会引起血糖升高，加重胰岛素抵抗，导致脂肪堆积。

检查时要求空腹，空腹的时间是多久？

空腹是指不进食物和水 8~10 小时。

什么是 OGTT 试验？

人体对其所摄入的葡萄糖的调控能力称为"葡萄糖耐量"。健康人的糖调节机制是正常的，无论进食多少食物，血糖都能保持在正常范围内，即使一次性摄入大量的糖分，血糖浓度也只是暂时性轻度升高，并且很快（2~3 小时）便可恢复到正常水平，这说明健康人对葡萄糖有很强的耐受能力，即葡萄糖耐量正常（即"耐糖现象"）。当体内存在胰岛素抵抗和/或胰岛素分泌不足时，机体对糖的利用及转化能力下降，在进食一定量的葡萄糖后，血糖浓度显著升高，而且短时间内不能恢复至正常水平，说明机体耐糖能力减低，这种现象称为"糖耐量异常"。OGTT 试验又称口服葡萄糖耐量试验，简称糖耐量试验，是一种葡萄糖负荷试验，可以检测机体对血糖的调节能力，判断受检者是否存在糖调节异常或糖尿病。糖耐量试验主要用于糖尿病前期的筛查以及糖尿病的诊断。

哪些人群需要做 OGTT 试验?

OGTT 试验是用于确诊糖尿病的一种检查方法，临床常用于怀疑患有糖尿病，而单凭化验空腹血糖又不能确诊的患者。此外，OGTT 试验也常用于对高危人群进行糖尿病前期筛查。需要做 OGTT 试验的人群包括：

- 年龄>45 岁，空腹血糖≥5.6 毫摩/升者。
- 有糖尿病家族史者。
- 肥胖、血脂紊乱、高血压、高尿酸血症者。
- 有反复早产、死胎、巨婴、难产、流产史的经产妇。
- 屡发皮肤疖肿、皮肤感染、泌尿系统感染者。

OGTT 试验前需要做哪些准备?

- 试验前 3 天，应保持正常进食，每天饮食中碳水化合物含量不应低 250~300 克，刻意节食可造成人为的"糖耐量减低"（假阳性）。

试验前一天，应在晚上 9 点开始禁食，禁食时间至少 8 小时，但中间可以饮水。当天的检查必须在早上 7~9 点进行。

试验前须停用一切可能影响血糖的药物，如糖皮质激素、避孕药、噻嗪类利尿剂等 3~7 天，以免影响 OGTT 试验结果。

试验前及试验过程中，要求受试者不喝浓茶、咖啡等刺激性饮料，不要吸烟，不做剧烈运动，保持心情平静，避免精神刺激，因为情绪激动可使交感神经兴奋，使血糖升高。

试验过程中不得进食，但不绝对限制饮水，口渴时可以适量喝少量白开水（起到润喉作用即可）。

为保证血糖数值准确，血标本应在抽取后尽快送检。

最好在每次抽血的同时，留尿测尿糖。如果尿糖从无到有，可以确定"肾糖阈"（肾脏排糖的阈值）。

试验对血糖是有要求的：试验前一般会要求受试者测空腹指尖血糖，血糖小于 10 毫摩/升方可，如果空腹血糖超过 10 毫摩/升，则说明受试者存在高糖毒性抑制作用，此时的数据不能真实反映受试者的胰岛功能。再者，空腹血糖偏高的情况下口服糖水会使高血糖雪上加霜，给受试者带来不必要的损害。

若受试者不能耐受葡萄糖水，也可选择 100 克面粉做成的馒头来代替葡萄糖水。

胃切除术后会使肠道迅速吸收葡萄糖，而严重肝病的患者肝脏不能相应快速摄取葡萄糖，故上述情况不适宜做 OGTT 试验，须做静脉注射葡萄糖耐量试验。

如有发热、感染、手术、急性心肌梗死、脑卒中等应激状态，不能做该项检查。

OGTT 试验怎么做？

患者在早晨空腹抽取静脉血，然后将 75 克无水葡萄糖粉（儿童则予每千克体重 1.75 克）溶于 300 毫升温水中，于 3~5 分钟内喝下。从喝第一口开始计时，分别于 30 分钟、60 分钟、120 分钟及 180 分钟时抽取静脉血送检，分别测定上述时间点的血糖值。实际应用中也可采用简化 OGTT 试验，即只测空腹和服糖后 2 小时的血糖值。

 怎样看 OGTT 试验结果？

糖代谢状态	空腹血糖/（毫摩/升）	糖负荷后 2 小时血糖/（毫摩/升）
正常血糖	<6.1	<7.8
空腹血糖受损	≥6.1，<7.0	<7.8
糖耐量减低	<7.0	≥7.8，<11.1
糖尿病	≥7.0	≥11.1

 为什么颅脑外伤或者手术后血糖会比较高？

颅脑外伤或者手术后血糖会比较高，且大多属于应激性的血糖增高。通常在经受较大创伤的时候，人体会出现一种高应激的状态，导致血压、血糖、心率等维持在一个较高的水平来应对损伤带来的伤害。所以，手术后出现高血糖是机体的应激性表现，通常随着病情的好转，是可以慢慢恢复的。

颅脑外伤患者急性期血糖控制目标为多少?

颅脑外伤患者因创伤后应激性高血糖,血糖控制目标比正常人要宽泛,将空腹血糖控制目标定为 7.0~10.0 毫摩/升即可。

 糖尿病患者饮食有什么要求?

饮食指导包括以下三点。

● 定量摄入:日常生活中,患者应注意定量摄入食物,每日进食的总热量不应超过推荐值上限。同时主食、蔬菜等食物也需要按比例摄入。

● 饮食规律:患者应保证每日规律进餐,既不要暴饮暴食,也不要少食不食。此外,在进餐时,患者应尽量细嚼慢咽,还可多喝一些水。

● 饮食清淡:在烹调食物时,患者应尽量清淡饮食,不添加过多的调味料或者食用油,以免给身体太大负担。

饮食禁忌包括以下四点。

● 酒精类饮品:由于酒精可诱发低血糖,糖尿病患者需要戒除。

● 淀粉类、高糖食物:由于淀粉类食物可以直接转化为糖,如大米、馒头等,因而糖尿病患者需要减少或戒除此类食物的摄入。高糖食物可使血糖迅速上升,影响疾病控制,患者也需要避免此类食物的摄入。

● 高盐食物:减少咸菜、泡菜、腊肉或加工肉制品等高盐食物的摄入。

● 辛辣食物:减少辣椒、葱、蒜等辛辣食物的摄入,此类食物容易加重患者烦渴症状。

有没有什么方便掌握糖尿病饮食的方法?

糖尿病饮食"八字口诀"是朗朗上口的糖尿病饮食记忆法,具体如下。

● 一斤蔬菜:每天吃 1 斤(1 斤 = 500 克)蔬菜(总量)。

● 二两米饭:每顿饭吃 2 两(1 两 = 50 克)米饭(相当于 1 小碗),米、面等可轮换,粗、细粮搭配。

● 三勺油:选择植物油,每天普通汤勺 3 勺油(不超过 25 毫升),避免动物油。

● 四种情况下吃水果:

(1)血糖稳定时:空腹血糖<7.0 毫摩/升和餐后血糖<10.0 毫摩/升或糖化血红蛋白<7.0%;

(2)两餐之间:早晨 9—10 点,下午 2—3 点;

(3)糖分低的水果;

(4)一份水果分成几份吃,一份水果可以是 4 两左右。可以吃的水果:黄瓜、大番茄、青瓜、鸭梨、柠檬、猕猴桃、李子等。避免吃的水果:香蕉、芒果、荔枝、红枣、柿饼、葡萄干、果脯等。

● 五种蛋白质:牛奶、鸡蛋、瘦肉、鱼虾、豆制品,每天保证一份。

● 六克盐:约等于一啤酒瓶盖。

● 七杯水:约 1200~1500 毫升。

● 八:戒烟限酒。

只有体型偏胖的人才会得糖尿病吗?

肥胖者患糖尿病的概率确实要更大,尤其是腹型肥胖者。但其他糖尿病高危人群也一样可能患糖尿病。

不吃主食就能把血糖降下来?

糖尿病饮食治疗的关键是控制每日膳食总热量。为了控制血糖,一点主食、一点碳水化合物都不吃,这样会造成营养不均衡。

是不是无糖食品就可以放心吃?

无糖食品中只是没有使用蔗糖、葡萄糖等显而易见的糖成分,但"隐形糖"并不少。例如,点心中添加的奶油、脂肪等含有很高能量,经人体吸收代谢后依旧会大量分解为糖。

得了糖尿病就不能吃水果吗?

水果含有丰富的膳食纤维、矿物质及维生素,对机体的糖脂代谢都能起到良好的调节作用。血糖控制稳定的患者可适量食用低升糖指数的水果,但注意不要进餐后马上食用水果。

用了降糖药物就可以随意吃喝了吗?

即使服用降糖药物,"胡吃海喝"依旧容易导致血糖波动。虽然药物可以达到降糖的目的,但是饮食对于血糖的影响显著,还是需要注意控制食物的甜度和摄入量。

什么是低血糖?

低血糖是指血浆中葡萄糖水平下降,成人血糖水平低于2.8毫摩/升,糖尿病患者血糖水平低于3.9毫摩/升,可有心悸、大汗、饥饿,甚至神志改变。

 低血糖有哪些表现?

轻度低血糖表现为面色苍白、心悸、肢冷、出冷汗、发抖、手颤、腿软、周身乏力、头昏、眼花、饥饿、恐慌与焦虑等,进食后可以得到缓解;严重者可能会有抽搐、嗜睡、记忆力受损、头痛、淡漠、抑郁、意识障碍等表现,甚至可能出现痴呆、昏迷。

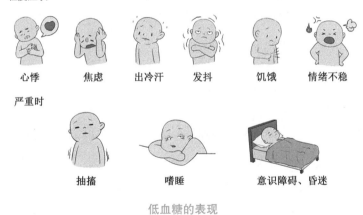

低血糖的表现

 低血糖有哪些危害?

由于大脑对低血糖的耐受程度很低,低血糖可能导致患者短时间内因发生意识丧失而跌倒,可能造成外伤,特别是头颅外

125

伤。严重的、持续时间较长的低血糖，可能遗留不可逆的损伤，甚至导致患者死亡。

 怎样预防低血糖?

　　○ 糖尿病患者为了预防低血糖，平常生活中应注意饮食规律，避免因为没有按时吃饭造成低血糖。

　　○ 运动前后应监测血糖，必要的时候适当加餐，避免运动诱发低血糖。

　　○ 要注意降糖药物不能自行随意加减，应定期去医院随访，调整降糖药物，建议糖尿病患者每个月随访一次。

　　○ 平时要注意监测血糖，一般监测空腹和餐后 2 小时的血糖。有低血糖症状时，在有条件的情况下应当查血糖。如果怀疑有夜间低血糖，可以在夜间 2~3 点查血糖。对于频发低血糖的糖尿病患者，可以使用 24 小时瞬感血糖仪，能够发现症状性和无症状性的低血糖。

 低血糖时，应该怎么办?

　　糖尿病患者血糖低于 3.9 毫摩/升为低血糖，表现为饥饿感、心跳加速、出冷汗、发抖、全身无力。应立即补充 15 克葡萄糖，如 2~4 块硬糖、1 勺蜂蜜、1 杯脱脂牛奶、半杯果汁；15 分钟后复测血糖，若仍低于 3.9 毫摩/升再补充 15 克葡萄糖。

 降血糖的药物种类很多，应该如何服用?

　　糖尿病的口服药物种类繁多，且降糖药物服用时间是有讲究的，切不可自行想当然地服用，需要根据说明书进行正确地服用。

◉ 磺脲类胰岛素促泌剂：其主要降糖机理是刺激胰岛 B 细胞分泌胰岛素。代表药为格列齐特、格列苯脲、格列吡嗪等。服用时间：此类药物起效较慢，一般服药时间在餐前 30 分钟左右效果最佳。要注意此类药物易发生低血糖反应，患者若漏餐，则应针对此餐相应地减少一次服用。

◉ 非磺脲类胰岛素促泌剂：其主要降糖机理是刺激胰岛 B 细胞分泌胰岛素，降低血糖水平。代表药为瑞格列奈、那格列奈、米格列奈等。服用时间：该类药物起效快，维持时间短，为短效口服降糖药，因此一般餐前 15 分钟内服用。

◉ 双胍类：它主要通过增加肌肉、脂肪等外周组织对葡萄糖的摄取和利用，从而起到降低血糖的作用，特别对于肥胖的糖尿病患者还有减重的效果。代表药为二甲双胍。服用时间：由于这类药物易引起恶心、呕吐、腹泻等胃肠道反应，为避免这些不良反应，建议随餐或餐后服用。

◉ α-葡萄糖苷酶抑制剂：此类药物主要是抑制 α-葡萄糖苷酶的活性，从而延缓肠道内葡萄糖的吸收，降低餐后血糖的升高。代表药为阿卡波糖。服用时间：必须随餐服用，这样才能在食物进入小肠的同时起效，如果服药时间和进餐时间相隔较长，则药效会降低，建议与前几口食物一起咀嚼服用。

◉ 胰岛素增敏剂：此类药物可增加胰岛素受体对胰岛素的敏感性，改善胰岛素抵抗，从而有效地控制血糖。代表药为比格列酮。服用时间：一般餐前服用即可。

◉ DPP-4 抑制剂：本类药物可抑制 DPP-4 的活性，增加肠促胰岛素的水平以刺激胰岛素的活性，从而达到降糖目的。

代表药为西格列丁、维格列丁。服用时间：一般是每日早晨给药，给药时间不受进餐影响。

◗ SGLT-2 抑制剂：作用于肾脏，可抑制肾小管对葡萄糖的重吸收，加速糖从尿中的排泄，从而降低血糖。代表药为达格列净、恩格列净。服用时间：每日早晨服用，给药时间不受进餐影响。

胰岛素类注射药物种类很多，应在什么时间使用？

不同的胰岛素类注射药物使用方法也有所区别。因胰岛素类注射药物种类多，临床研究进展快，具体使用方法需要咨询医生。

◗ 短效或者速效胰岛素以及预混胰岛素，一般推荐放在餐前皮下注射。其中，短效胰岛素建议餐前半小时注射；速效胰岛素或者类似物建议餐前 15 分钟左右皮下注射。

◗ 长效胰岛素，比如甘精胰岛素、地特胰岛素，建议每天一次皮下注射，可以选择睡前也可以选择晨起之后，根据患者的生活习惯来决定。

胰岛素类药物注射液应如何保存？

没有开封的胰岛素 2~8 ℃冷藏保存，可以保存到包装盒上的保质期结束，保存的过程中应当注意避免温度波动太大或者结冰的情况，注意避光保存。已经开封的胰岛素可以在室温（25 ℃）以下保存 28 天，不影响胰岛素的生物学效价。

应该如何进行胰岛素类药物注射?

● 注射部位:脐周 2.5 厘米以外的双侧腹部;双侧大腿前外侧的上 1/3;双侧臀部外上侧;上臂外侧的中 1/3。

● 注射方法:快速进针后缓慢注射药物,针头停留至少 10 秒,注射完毕后拔出针头。连续两次注射应间隔大于 1 厘米,避开皮肤红肿和硬结。

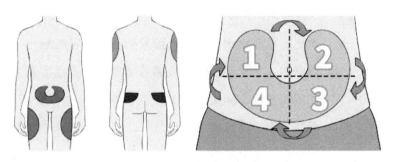

胰岛素类药物注射部位

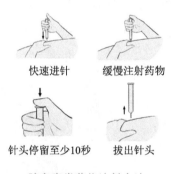

胰岛素类药物注射方法

 糖尿病患者平常运动时有哪些注意要点?

● 运动后的适宜心率=170-年龄(次/分)。血糖>14 毫摩/升时不宜运动。

● 运动的时间:不空腹运动,饭后最好运动 30~60 分钟,时间不宜过长，警惕出现低血糖。

🔘 可进行的运动：散步、打太极拳、慢跑、做健身器材、跳舞、游泳、打羽毛球等。

🔘 运动的强度：周身发热、出汗，但不是大汗淋漓；气喘吁吁，能说话，但不能唱歌。

 什么是糖尿病足?

高血糖会慢慢损害足部的神经、堵住足部的血管，逐渐导致严重的足部疾病，这便是糖尿病足了。轻度糖尿病足可导致手脚麻木、对温度感觉不敏感等神经症状；重度糖尿病足可导致严重的溃疡、感染、血管疾病、神经病变性骨折，甚至截趾、截肢。相关流行病学数据显示：在我国高达 27.3% 的截肢是由糖尿病足所致；糖尿病足是我国非创伤性截肢的首要原因；我国 78.8% 的糖尿病足为混合型，糖尿病足截肢率高达 19% 以上。

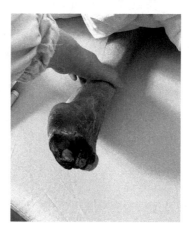

糖尿病足

糖尿病足有什么症状？

在早期，患者会感觉到下肢麻木、刺痛、有蚂蚁爬行感和/或脚底踩棉花感、下肢行走间歇性疼痛、夜间疼痛等症状，以及出现足部发凉、皮肤发暗、色素沉着等情况，应高度警惕。尤其是老年或长期吸烟的糖尿病患者更应该注意，若出现这些症状应立即去医院检查。还有一部分患者因为神经病变导致下肢的痛觉、触觉、温度觉几乎消失，使得他们不能及时发现足部发生了破溃。此时，更应该每天关注足部皮肤颜色，如果发现肤色变成暗红或紫色，应及时前往医院就诊。

 糖尿病患者如何做好足部护理？

● 戒烟：吸烟会使血管进一步收缩甚至痉挛，阻碍人体血液循环顺畅运行，让手脚供血不足。

● 控制血糖：高血糖会导致血管堵塞，是引发糖尿病足的主要原因。日常应注意控制好自己的血糖水平，均衡饮食，少食多餐，遵照医嘱服用降糖药或注射胰岛素，定期监测血糖。

● 每天自查双脚：糖尿病足开始出现，都会伴随着红肿、破皮现象，所以每天检查双脚是有必要的，尤其是对于出现脚麻现象的糖尿病患者，出现异常征象要及时就医。糖尿病患者洗脚的水温应控制在 37 ℃左右（以感觉不烫为宜），洗净后用柔软的毛巾轻轻擦干，尤其是足趾间隙的水汽一定要擦干净。如足部皮肤过于干燥甚至皲裂，擦干足后可使用凡士林等软膏柔润皮肤。

● 穿合适的鞋袜：糖尿病患者要注意自己的双脚健康，要选择舒适的鞋子和袜子，以便更好地保护脚部健康。

◌ 指甲修剪适度：糖尿病患者修剪指甲的时候应该避免过度修剪，不要剪到皮肉。

◌ 适当运动：适当、规律地进行心脏负荷以内的运动锻炼，有助于缺血肢体侧支血管增多及增强肌肉从血液中的摄氧能力，从而控制体重，减少自身负担。糖尿病足如存在下肢动脉病变，运动能力受限，行走一段距离后即出现下肢疼痛，出现症状的距离称为跛行距离。此时仍应坚持锻炼，每周至少5天，每日行走至少达3次跛行距离。如果出现足部破溃或症状严重无法行走，仍可在床上活动下肢，达到锻炼效果。

◌ 避免损伤：糖尿病患者应避免足底针灸、针刀等创伤性治疗；避免不正规修脚；避免穿露趾凉鞋或拖鞋，以避免足尖外伤。

糖尿病足患者如何选择鞋子？

首先，糖尿病足的患者选择鞋子时要看材质，要挑柔软、材料透气的鞋。其次，看鞋底厚不厚，厚底鞋能分散患者脚底所受的压力，减少脚变形的概率。再次看鞋膛宽不宽，也就是鞋的前部空间是否充裕。建议糖尿病足患者不要穿尖头鞋、高跟鞋，足部一旦被挤，很容易导致畸形和破溃。